Nitin Gupta
Pushpanjali Krishnappa
Vaibhav Gupta

Economia da saúde na saúde pública e na prática clínica dentária

Economia da saúde na saúde pública e na prática clínica dentária

Nitin Gupta
Pushpanjali Krishnappa
Vaibhav Gupta

Economia da saúde na saúde pública e na prática clínica dentária

Uma visão geral da economia da saúde para a fraternidade dentária

ScienciaScripts

Imprint

Any brand names and product names mentioned in this book are subject to trademark, brand or patent protection and are trademarks or registered trademarks of their respective holders. The use of brand names, product names, common names, trade names, product descriptions etc. even without a particular marking in this work is in no way to be construed to mean that such names may be regarded as unrestricted in respect of trademark and brand protection legislation and could thus be used by anyone.

Cover image: www.ingimage.com

This book is a translation from the original published under ISBN 978-3-659-91339-6.

Publisher:
Sciencia Scripts
is a trademark of
Dodo Books Indian Ocean Ltd. and OmniScriptum S.R.L publishing group

120 High Road, East Finchley, London, N2 9ED, United Kingdom
Str. Armeneasca 28/1, office 1, Chisinau MD-2012, Republic of Moldova, Europe
Printed at: see last page
ISBN: 978-620-7-84760-0

Índice:

Capítulo 1   2

Capítulo 2   4

Capítulo 1

Introdução

- A palavra "economia" significa literalmente "limpeza".
- **Definição** - A economia **da saúde** é a disciplina que determina o preço e a quantidade de recursos financeiros e não financeiros limitados consagrados aos cuidados dos doentes e à promoção da saúde.
  É o :-
- Estudo da riqueza - ciência que estuda a natureza e as causas da riqueza natural.
- Estudo do bem-estar - um instrumento para melhorar as condições de vida.
- Estudo da escassez - ciência que estuda o comportamento humano como uma relação entre fins e
  meios escassos que têm utilizações alternativas. - Lionel Robbins em 1932
- A economia da saúde aborda o problema da escassez de recursos e a exigência implícita de fazer escolhas que maximizem os benefícios resultantes do seu consumo[1].
- Por conseguinte, é muito mais do que uma simples contabilidade ou uma tentativa de reduzir os custos.

  Trata-se de uma disciplina científica que aplica os princípios económicos à saúde e aos cuidados de saúde. Os aspectos económicos da saúde incluem, entre outros aspectos, a política e a regulamentação da saúde, a organização e o financiamento dos cuidados de saúde, as comparações internacionais dos sistemas de cuidados de saúde, a oferta e a procura de cuidados de saúde, as desigualdades na saúde, a oferta e a procura de seguros de saúde. Um aspeto específico da economia da saúde envolve a avaliação de uma tecnologia da saúde. Essa avaliação pode consistir num estudo de custos, numa análise do impacto orçamental e/ou numa avaliação económica.

História da economia da saúde[2] :-

1929-1936	Milton Friedman estudou algumas questões relativas às diferenças de desigualdade de rendimentos entre profissões como as de dentista ou médico, principalmente devido à natureza altamente individualizada do serviço e à variedade qualitativa no desempenho dessas funções.
Final dos anos 50 e início dos anos 60	A economia começa a sua incursão nas questões de saúde

1958	Selma Mushkin, em 1958, em "Toward a Definition of Health Economics". Mushkin atribui o interesse recentemente adquirido por este sector precisamente ao avanço das técnicas médicas e aos consequentes problemas de financiamento dos custos dos cuidados médicos. O seu contributo é inegável para a definição de uma disciplina recém "nascida", reforçando o erro em que incorria o "administrador da saúde" ao equiparar a "economia da saúde" a "questões monetárias no domínio da saúde", e definindo-a como uma ciência mais vasta "preocupada com a utilização óptima de recursos económicos escassos para a prestação de cuidados aos doentes e a promoção da saúde, tendo em conta as utilizações concorrentes desses recursos".
1962	Health as an Investment (A saúde como um investimento), defende que as pessoas se desenvolvem investindo em serviços de saúde e educação, com um retorno futuro associado.

A forma mais conhecida de avaliação económica, a análise custo-benefício, foi desenvolvida há mais de 50 anos para apoiar o planeamento do investimento do sector público. Ao contrário do sector privado, onde os custos, os preços e os lucros podem ser utilizados como guia para as decisões de investimento, os bens e serviços fornecidos pelo sector público são muitas vezes fornecidos gratuitamente (ou, pelo menos, substancialmente abaixo dos seus custos de produção) ou os preços cobrados ao consumidor não reflectem o benefício social total do serviço. Nestes casos, é necessária uma alternativa à contabilidade de ganhos e perdas do sector privado. As primeiras aplicações da análise custo-benefício foram realizadas nos Estados Unidos na década de 1930, no âmbito de programas de controlo de inundações. Na Grã-Bretanha, começou a ser amplamente aplicada na década de 1960 a projectos de investimento nos transportes (por exemplo, a autoestrada MI, a linha de metro Victoria e o terceiro aeroporto de Londres proposto). Desde então, tem sido aplicado em várias formas e contextos, incluindo a educação, o planeamento urbano e os cuidados de saúde.

Capítulo 2
Revisão da literatura
Várias terminologias em economia da saúde

- Afetação de recursos
- Eficiência
- Património
- Estudo de custos

- Afetação de recursos

Foram propostas três teorias principais para apoiar a afetação de recursos, nenhuma das quais é isenta de falhas. Embora seja pouco provável que estas teorias sejam úteis no quotidiano, podem contribuir para a elaboração de orientações:

1. *A teoria utilitarista* que defende que os cuidados de saúde devem ser distribuídos de forma a maximizar a saúde da sociedade (por exemplo, aumentar a esperança de vida; reduzir a mortalidade infantil) sem ter em conta a forma como esse bem é efetivamente distribuído.

2. *A Teoria Igualitária*, que se baseia no conceito de que cada um tem direito à quantidade de recursos de cuidados de saúde que lhe permita ter um nível de saúde igual ao dos outros.

3. *A teoria rawlsiana* que propõe que cada pessoa tem um direito igual ao sistema e que, ao fazer escolhas sociais e económicas, aqueles que são menos favorecidos devem ter o máximo benefício[2] P.

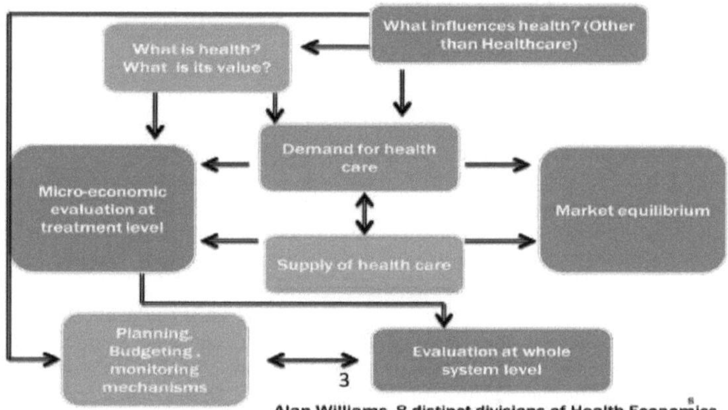

Alan Williams, 8 distinct divisions of Health Economics

1. Eficiência

Define-se como "a medida em que uma agência ou um sistema de saúde maximiza a produção a partir de um determinado conjunto de inputs ou minimiza o custo dos inputs para produzir um determinado conjunto de outputs".

A eficiência mede se os recursos de saúde estão a ser utilizados para obter a melhor relação custo-benefício. Os cuidados de saúde podem ser considerados um produto intermédio, no sentido de serem um meio para atingir o objetivo de melhorar a saúde. A eficiência diz respeito à relação entre os recursos utilizados (custos, sob a forma de mão de obra, capital ou equipamento) e os resultados intermédios (número de pessoas tratadas, tempo de espera, etc.) ou os resultados finais em termos de saúde (vidas salvas, anos de vida ganhos, anos de vida ajustados pela qualidade (QALY)).

A eficiência distingue-se da eficácia na medida em que considera os custos em relação aos benefícios.

Eficiência = benefícios / custos dos recursos

Componentes da eficiência
2. Eficiência operacional
3. Eficiência alocativa
4. Eficiência administrativa
5. Eficiência técnica
6. Eficiência produtiva

1. Eficiência operacional

Refere-se à eliminação da utilização **ineficiente** e **desnecessária** de recursos na produção e prestação de serviços.

DESPERDÍCIOS NA EFICIÊNCIA OPERACIONAL

Tipo de resíduos	Exemplos de cuidados de saúde
Duplicação de serviços	Exames ou procedimentos efectuados com maior frequência do que a clinicamente necessária
Ineficiente processos	Tempo de espera, transporte desnecessário de pessoas e materiais; movimentos inúteis; múltiplos artigos em stock devido à perda ou extravio de materiais
Insumos demasiado caros	Médicos que prestam serviços para os quais os enfermeiros são igualmente competentes; utilização de medicamentos de marca para doentes que obtêm o mesmo benefício dos genéricos
Erros	Dispositivo médico defeituoso, reformulação de testes e procedimentos; saúde e custos consequências dos erros médicos

FORMAS DE MELHORAR A EFICIÊNCIA OPERACIONAL

I. Financiamento baseado em actividades / Case-mix;
II. E-saúde e registos de saúde electrónicos dos doentes; e
III. Maior utilização dos dados através da medição e do controlo do desempenho dos sistemas de saúde.

I. Financiamento baseado em actividades / case-mix

Baseia-se nos **resultados** ou nos **serviços específicos** prestados ou na **gama** e nos **tipos** de pacientes tratados (a combinação de casos) pelo hospital.

É útil para:

> Planeamento e financiamento da prestação de serviços hospitalares , e

> Para medir os resultados e comparar o desempenho dos hospitais, desde que o método seja aplicado de forma coerente em todo o grupo de comparação.

No entanto, não pode identificar especificamente os problemas de qualidade do hospital.

II. E-health e registos de saúde electrónicos dos doentes

Baseia-se na introdução de **tecnologias da informação no domínio da saúde**, nomeadamente **os "registos de saúde electrónicos individuais dos doentes (RSEI)".**

Isto aumentaria **a produtividade do trabalho** e a **eficiência técnica** do sistema de saúde devido à redução do número de acontecimentos adversos, incluindo erros médicos e duplicação de serviços, como o número de exames e imagens repetidos.

No entanto, a adoção desta tecnologia é baixa devido aos problemas associados à implementação (atrasos e falta de uma estratégia nacional coerente) e aos elevados custos associados ao arranque.

Atualmente, nenhum país pode afirmar que dispõe de uma rede SIRH totalmente implementada e operacional, exceto a Alemanha, que a implementou em 2010 (Bartlett e Boehncke, 2008).

Girosi (2005) estima que os EUA poderiam poupar cerca de 4% (81 mil milhões de dólares) do total das despesas anuais com a saúde (cerca de 1,7 biliões de dólares) através da utilização desta tecnologia.

111 Maior utilização dos dados através da medição e do controlo do desempenho dos sistemas de saúde

Baseia-se numa notificação sólida e coerente de **incidentes clínicos** e **eventos sentinela**, bem como num **sistema de monitorização** que utiliza gráficos de controlo estatístico de processos.

Inclui **um feedback rápido** de todas as instituições e indivíduos sobre o seu desempenho, como o **registo de segurança** dos hospitais e outros prestadores de cuidados de saúde.

112 . A EFICIÊNCIA TÉCNICA consiste simplesmente em atingir um determinado objetivo com o menor gasto possível. Estamos simplesmente preocupados com a forma como atingimos o nosso objetivo específico. Em termos estritos, a eficiência técnica consiste em assegurar a produção do mesmo nível de resultados com menos de um fator de produção e não mais de outros factores de produção ou, de forma equivalente, maximizar os resultados que se obtêm a partir de determinadas quantidades de factores de produção. A eficiência técnica está ligada à relação *custo-eficácia*. A combinação de factores de produção tecnicamente eficientes que minimiza o *custo* de obtenção de um determinado nível de produção é aquela que é rentável.

113 A EFICIÊNCIA ALOCATIVA implica decidir quais os objectivos que tentaremos atingir e em que medida os tentaremos atingir. Determinar a eficiência da afetação implica fazer um juízo de valor sobre os méritos relativos dos diferentes objectivos. Não se trata apenas de decidir qual a intervenção que melhor satisfaz o nosso objetivo, temos de decidir qual o objetivo que vale mais a pena atingir. As questões relativas à eficiência técnica são, sem surpresa, bastante mais fáceis de responder do que as relativas à eficiência afectiva.

A avaliação económica pode ser utilizada para informar e iluminar questões de eficiência alocativa, mas como é necessário um juízo de valor, a tomada de decisões caberá, em última análise, aos clínicos, doentes, políticos e gestores de cuidados de saúde. Os dados económicos da saúde podem dizer-nos quanto teremos de pagar para atingir os nossos objectivos. Os dados económicos da saúde também nos podem dizer quais os benefícios para a saúde que podemos esperar ao atingir determinados objectivos.

É definida como "a despesa para produzir serviços clínicos que proporcionam um benefício marginal ou nulo para a saúde em relação a alternativas menos dispendiosas". (Bentley et al.,

2008)

Duckett (2008) define a eficiência da afetação como **"a garantia da melhor afetação dos recursos no sistema de cuidados de saúde, de modo a que os recursos afectados ao sistema de cuidados de saúde produzam os melhores resultados possíveis"**.

DESPERDÍCIOS NA EFICIÊNCIA ALOCATIVA

Tipos de resíduos	Exemplos
Custo ineficácia	Ausência de financiamento sistemático das actividades de base comunitária, dos cuidados de saúde conexos e das actividades preventivas
Serviços prejudiciais para a saúde	Profilaxia antibiótica (amoxicilina) para crianças com lesões cardíacas moderadas que são submetidas a cateterismo

Elementos-chave da eficiência na afetação de recursos

1. Definição de prioridades entre doenças (serviços ortopédicos versus serviços cardíacos) e dentro da doença (investimentos preventivos versus investimentos curativos);

2. Minimizar as hospitalizações evitáveis (através de melhores cuidados primários) e

3. Eficácia (através de melhores cuidados primários)

Formas de melhorar a eficiência da afetação de recursos

• Prestar cuidados residenciais a idosos, quando adequado, em vez de cuidados hospitalares agudos para idosos

• Prestar serviços de cuidados de saúde primários (como os médicos de clínica geral) sempre que adequado, em vez de recorrer aos serviços de urgência dos hospitais;

• Prestar cuidados preventivos e intervir precocemente, quando adequado, em vez de hospitalizar; e

• Prestar cuidados subagudos, quando necessário, no hospital ou na comunidade num ambiente hospitalar agudo.

4. EFICIÊNCIA ADMINISTRATIVA

É definida como **"qualquer despesa administrativa que exceda o necessário para atingir os objectivos globais da organização ou do sistema como um todo"**. (Bentley et al., 2008)

Pode aparecer na burocracia governamental, na faturação, no processamento de pedidos de indemnização, na conceção de produtos de seguros e na verificação das prestações, na venda e comercialização de produtos (públicos e privados) e nas actividades regulamentares e de conformidade.

DESPERDÍCIOS NA EFICIÊNCIA ADMINISTRATIVA

Tipo de resíduos	Exemplo
Transação relacionados	Custos administrativos mais elevados devido à complexidade da saúde sistema de seguros
Outros resíduos	Burocracia governamental, faturação, processamento de pedidos

FORMAS DE MELHORAR A EFICIÊNCIA ADMINISTRATIVA

- Melhoria dos mecanismos electrónicos baseados na Internet e outros mecanismos electrónicos que permitem o pagamento de prémios e a rápida apresentação, processamento e pagamento de sinistros
- Estratégias de distribuição e disponibilidade de informações em tempo real sobre consumidores e fornecedores
- Sistemas de gestão de membros externalizados e outros serviços administrativos que resultaram em poupanças administrativas, particularmente entre as pequenas e médias seguradoras.

4. EFICIÊNCIA PRODUTIVA - A eficiência **técnica** não pode, contudo, comparar diretamente intervenções alternativas, em que uma intervenção produz o mesmo (ou melhor) resultado em termos de saúde com menos (ou mais) de um recurso e mais de outro. Considere-se, por exemplo, uma política de mudança do rastreio da idade materna para o rastreio bioquímico da síndrome de Down. O rastreio bioquímico utiliza menos amniocenteses, mas exige a utilização de outro recurso - os testes bioquímicos. Uma vez que estão a ser utilizadas diferentes combinações de factores de produção, a escolha entre intervenções baseia-se nos custos relativos desses diferentes factores. O conceito de *eficiência produtiva* refere-se à maximização do resultado em termos de saúde para um determinado custo, ou à minimização do custo para um determinado resultado. Se a soma dos custos do novo programa de rastreio bioquímico for inferior ou igual à do programa de idade materna e os resultados forem iguais ou melhores, então o programa bioquímico é produtivamente eficiente em relação ao programa de idade materna. Nos cuidados de saúde, a eficiência produtiva permite avaliar a relação custo-benefício de intervenções com resultados diretamente comparáveis. Não pode abordar o impacto da reafectação de recursos a um nível mais alargado - por exemplo, dos cuidados geriátricos para as doenças mentais - porque os resultados em termos de saúde são incomensuráveis.

Assim, a eficiência técnica aborda a questão da utilização de determinados recursos com o máximo de vantagens; a eficiência produtiva, que consiste em escolher diferentes combinações de recursos para obter o máximo benefício em termos de saúde para um determinado custo; e a eficiência alocativa, que consiste em obter a combinação correcta de programas de cuidados de saúde para maximizar a saúde da sociedade[5].

MEDIR A EFICIÊNCIA NOS CUIDADOS DE SAÚDE

1. Identificação de todos os factores de produção e fixação do preço (custo dos recursos) de cada fator de produção.

2. Identificação das realizações relevantes , e
3. Valorização das realizações (resultados)

FACTORES A TER EM CONTA PARA MEDIR A EFICIÊNCIA

1. Importância
2. Cientificamente sólido
3. Viável
4. Acionável

1. Importância

- É "a medida de avaliação de um aspeto da eficiência que é importante para os fornecedores, pagadores e decisores políticos".
- Inclui a eficiência relativa de vários prestadores, planos de saúde ou outras unidades do sistema de saúde, a sua melhoria e a afetação de recursos no atual sistema de cuidados de saúde (eficiência social).
- Reflecte as áreas de importância para os pagadores, compradores e fornecedores, com base na forma como foram utilizadas, oferecendo assim uma perspetiva global sobre os factores que determinam os custos totais e a utilização dos recursos.

2. Cientificamente sólido

É "a medida de avaliação da fiabilidade e da validade das medidas de eficiência".

- Inclui as ferramentas através das quais as medidas de eficiência podem ser construídas, como métodos para agregar os pedidos de indemnização para construir episódios de cuidados ou métodos para agregar os custos dos cuidados para uma população.
- Inclui a "especificação dos modelos econométricos subjacentes às medidas".
- Inclui a "fiabilidade e validade das medidas de eficiência quando aplicadas em diferentes conjuntos de dados administrativos".
- Por exemplo: os dados administrativos/faturação são a fonte de informação mais comum para a construção de medidas de eficiência, mas os utilizadores devem estar conscientes das ameaças à validade quando comparam diferentes entidades.
- Uma quarta área é saber se as medidas têm em conta e se ajustam tanto à combinação de casos (ou seja, a natureza e o volume dos tipos de doentes tratados) como aos riscos (ou seja, a gravidade da doença dos doentes), tais como outras comorbilidades.
- Por último, inclui a comparabilidade dos resultados medidos, nomeadamente no que respeita à **"qualidade dos cuidados"**.

3. Viável

- Inclui "a utilização de fontes de dados de utilização pública, como os pedidos de indemnização de seguros".
- A maior parte das medidas de eficiência foram desenvolvidas pelos fornecedores tendo em conta a viabilidade de utilização pelos seus clientes.
- No entanto, pode ser difícil atribuir a responsabilidade pelas medidas a prestadores específicos com base nos pedidos, ou pode ser difícil agrupar os pedidos em episódios ou outras unidades.

4. Acionável

- Inclui que "os resultados das medidas sejam transmitidos de forma a facilitar a compreensão e a ação adequada por parte do público-alvo".
- No entanto, foram efectuados relativamente poucos estudos para compreender a capacidade dos diferentes públicos para interpretar e utilizar a informação.
- Por exemplo: utilização de informações de preços próprias em vez de preços normalizados pelos utilizadores para pagar os serviços.

APLICAÇÃO DE *MEDIDAS* DE EFICIÊNCIAP P[6]

1. Investigação

2. Análise interna e melhoria dos planos de saúde, hospitais e médicos
3. Relatórios públicos sobre regiões, planos de saúde, hospitais e médicos
4. Pagamento por desempenho de hospitais e médicos
5. Seleção de diferentes planos de saúde oferecidos pelos prestadores
6. Seleção de diferentes planos de saúde com base em co-pagamentos diferenciados (escalonamento)

	Resultados	**Eficiência técnica?**	**Eficiência alocativa?**
CMA	**Não** aplicável	Sim	**Na**
CEA	**Unidades naturais**	Sim	**fb**[3]
CJA	QALYs, DALYs	Sim	**Sim**; com os cuidados de saúde
CBA		Sim	**Sim**

4. *Equidade:* a equidade tem a ver com "justiça". É frequentemente confundida com igualdade, ou "o estado de ser igual". A justiça e a igualdade não são necessariamente a mesma coisa. A desigualdade pode ser justa se existirem diferenças em termos de necessidade ou de contribuição, esforço ou mérito. A razão pela qual estamos interessados na equidade é a mesma da eficiência, ou seja, a *escassez*. Se os recursos não fossem escassos, seria justo que as pessoas consumissem tanto quanto quisessem ou precisassem de um determinado bem, incluindo os cuidados de saúde. No entanto, devido à escassez, temos de avaliar o que pode ser uma afetação justa. No domínio dos cuidados de saúde, há dois conceitos gerais de equidade a considerar, ambos do tempo de Aristóteles, nomeadamente *a equidade horizontal* e a equidade *vertical*.

Lei dos cuidados inversos

* O acesso aos cuidados de saúde continua a obedecer àquilo a que Tudor Hart chamou *"lei dos cuidados inversos*

* As pessoas com maior necessidade de cuidados de saúde têm maior dificuldade em aceder aos serviços de saúde e menos probabilidades de verem as suas necessidades de saúde satisfeitas .

Equidade horizontal: refere-se à "igualdade de tratamento entre iguais". Está consubstanciada em objectivos de cuidados de saúde como "acesso igual para necessidades iguais" e reflecte-se nos esforços para utilizar fórmulas baseadas na população para atribuir recursos de saúde a regiões geográficas.

Equidade vertical: refere-se ao "tratamento desigual dos desiguais". Trata-se de um conceito mais problemático porque é difícil decidir até que ponto as pessoas devem ser desiguais em termos da quantidade de recursos que lhes são dedicados ou de quanto mais acesso devemos proporcionar a uns em detrimento de outros. Por exemplo, podemos pensar que devemos dedicar mais recursos de saúde às pessoas socialmente mais carenciadas, mas como é que decidimos quanto mais? E se as pessoas dos grupos mais carenciados não beneficiarem tanto das intervenções em termos de saúde como as dos grupos mais abastados? Os juízos sobre o que fazer quando confrontados com estas questões serão sempre subjectivos[7] .

Avaliações económicas

1. Introdução
2. Estrutura
3. Métodos
   - Completo
   - Parcial
4. Avaliações económicas completas
   - Análise de minimização de custos
   - Análise custo-eficácia
   - Análise das consequências em termos de custos
   - Análise custo-benefício
   - Análise custo-utilidade
5. Avaliações económicas - Lidar com a incerteza e o tempo
   - Lidar com a incerteza - Análise de sensibilidade
   - Lidar com o tempo - Desconto
6. Critérios de avaliação dos estudos publicados

Estudo de custos

Identificação dos recursos
Medição dos recursos
Avaliação dos recursos
Cálculo dos custos
Custos diversos e sua descrição
Método de estudo dos custos - contabilidade analítica por etapas
Aplicação em medicina dentária

Estudo de custos[8]

Um estudo de custos pode servir múltiplos objectivos. As estimativas de custos podem sublinhar a importância de uma doença para a sociedade quando considerada juntamente com o seu impacto na morbilidade e na mortalidade e quando comparada com o peso económico de outras doenças. Além disso, os estudos de custos podem permitir a identificação dos factores que determinam os custos de diagnóstico e tratamento. Por último, os dados relativos aos custos podem ser introduzidos em avaliações económicas, para que os decisores possam determinar a eficiência de várias abordagens de diagnóstico e tratamento de uma doença, examinando as suas consequências em relação aos respectivos custos.

A informação sobre os custos pode ser obtida a partir de uma análise do custo da doença ou de uma análise de custos. Uma análise do custo da doença quantifica o peso económico de uma doença para a sociedade, medindo os custos de diagnóstico e tratamento de uma doença, bem como os custos resultantes da doença (por exemplo, perdas de produtividade devido ao tempo de ausência do trabalho). Uma análise de custos compara os custos de duas ou mais abordagens de diagnóstico e tratamento de uma doença (por exemplo, terapia médica *versus* terapia cirúrgica).

Os custos têm origem no sector da saúde e noutros sectores. Por exemplo, o tratamento de toxicodependentes opiáceos envolve o sector da saúde (através da prestação de programas de manutenção ou de desintoxicação), mas também conta com o contributo de organismos de assistência social. Além disso, alguns estudos demonstraram que os custos do tratamento são compensados pelas poupanças resultantes da prevenção do recurso futuro aos cuidados de saúde e da redução das despesas com a justiça penal. Os custos são suportados pela entidade que paga os cuidados de saúde (*ou seja*, os fundos de seguros ou o serviço nacional de saúde), pelo doente/família (por exemplo, comparticipação nos medicamentos, custos de adaptação ao domicílio) e pela sociedade em geral (por exemplo, custos da perda de produtividade).

Uma vez identificada, medida e valorizada a utilização do recurso relevante, os custos podem ser calculados. Estas quatro etapas são descritas em pormenor nas secções seguintes.

Identificação da utilização dos recursos

A perspetiva do estudo determina quais os elementos de utilização dos recursos que devem ser tidos em conta. Um estudo de custos pode adotar uma perspetiva societal, considerando todas as utilizações (in)directas (não) directas de recursos de cuidados de saúde. Em alternativa, pode ser adoptada a perspetiva mais restrita de um Ministério da Saúde, de um pagador de cuidados de saúde, de um hospital ou de um doente. Nestes casos, o estudo dos custos considera os elementos de utilização dos recursos que são relevantes na perspetiva do estudo. Por exemplo, a perda de produtividade resultante de uma doença é incluída num estudo de custos na perspetiva da sociedade. No entanto, a perda de produtividade não é relevante para o Ministério da Saúde e é, portanto, excluída de um estudo com essa perspetiva.

O horizonte temporal de um estudo de custos tem de abranger toda a utilização relevante dos recursos. Isto aplica-se às análises de custos, em particular às dos programas de imunização ou vacinação. Estes programas estão associados à utilização de medicamentos a curto prazo, mas podem conduzir a poupanças resultantes da redução da utilização de recursos de cuidados de saúde e de uma menor perda de produtividade no futuro. O horizonte temporal tem de ser suficientemente longo para se poder investigar se os custos actuais dos medicamentos são compensados por poupanças futuras. O horizonte temporal também é relevante para as análises do custo da doença. Uma análise do custo da doença pode assumir a forma de um estudo baseado na prevalência, que mede os custos atribuíveis a um grupo de doentes que sofrem de uma doença durante um determinado intervalo de tempo

Medição da utilização de recursos

Podem ser adoptadas duas abordagens para medir o volume de utilização dos recursos. Por um lado, uma abordagem de microcusteio ou ascendente identifica e mede cada elemento relevante da utilização de recursos. Esta abordagem gera estimativas da utilização de recursos com um elevado nível de precisão. No entanto, esta abordagem é morosa, dispendiosa e pode produzir estimativas que são específicas do contexto. Por outro lado, uma abordagem de cálculo de custos brutos ou descendente mede a utilização de recursos a nível agregado (por exemplo, a nível de grupos relacionados com o diagnóstico) sem especificar itens individuais. Estas estimativas beneficiam de uma maior generalização e melhoram a comparabilidade dos estudos de custos, mas são menos exactas.

Em termos de fontes de dados, a utilização dos recursos pode ser medida numa amostra de doentes (recolha de dados primários). Um estudo de custos pode acompanhar os doentes que sofrem de uma doença específica. Estas séries de casos que se centram apenas em doentes identificados podem ser enganadoras no caso de doenças em que o diagnóstico é complexo e a atribuição da utilização de recursos à doença é difícil. Os estudos que comparam doentes com/sem uma doença são mais adequados na medida em que permitem identificar a utilização adicional de recursos relacionada com a doença. A utilização de recursos pode também ser obtida a partir de fontes existentes, como os registos médicos dos doentes, uma base de dados de pedidos de indemnização dos pagadores de cuidados de saúde, a literatura publicada, outras fontes de dados de rotina ou conjuntos de dados secundários em grande escala (recolha de dados secundários). Os registos médicos dos doentes fornecem informações pormenorizadas sobre a utilização dos recursos de cuidados de saúde. Por um lado, esses dados tendem a pertencer a uma ou mais instituições específicas, limitando assim a generalização das estimativas de custos. Por outro lado, pode ser possível extrair dados de registos médicos de uma amostra representativa de doentes ou de uma amostra de doentes de várias instituições. Uma análise dos dados dos pedidos de reembolso beneficia da exaustividade da informação sobre a utilização dos recursos de cuidados de saúde, mas pode sofrer de dados em falta e de codificação incorrecta dos diagnósticos dos pedidos de reembolso. Os dados sobre a utilização de recursos podem ser recolhidos na literatura, embora as diferenças na conceção dos estudos primários possam restringir a comparabilidade das estimativas. A questão fundamental é que as fontes de dados secundários podem não se adequar à questão que uma avaliação económica da saúde pretende abordar.

Avaliação da utilização dos recursos

O princípio da valorização da utilização dos recursos baseia-se na noção de custo de oportunidade. O custo de oportunidade representa o custo de utilização dos recursos para um determinado fim, medido como o seu valor na sua próxima melhor utilização alternativa.

No contexto da avaliação económica da saúde, a avaliação da utilização dos recursos atribui um valor monetário aos recursos esgotados pela doença e pelo seu tratamento. A teoria económica demonstra que os preços de mercado num mercado livre e perfeitamente competitivo representam custos de oportunidade. Assim, para avaliar a utilização dos recursos, o volume da utilização dos recursos deve ser multiplicado pelos preços de mercado. No entanto, os preços de mercado nem sempre existem. Por exemplo, os preços dos medicamentos podem ser negociados entre o governo e a empresa farmacêutica. Por conseguinte, os investigadores utilizam as listas de preços oficiais para calcular os encargos. É necessário ter cuidado ao calcular os encargos, uma vez que estes não reflectem necessariamente o valor da utilização dos recursos. Por exemplo, os encargos de um tratamento cirúrgico num hospital podem não medir com exatidão as despesas reais de administração, faturação, depreciação do capital, manutenção, lavandaria e outros serviços hospitalares relacionados com o procedimento cirúrgico.

Em alternativa, os preços-sombra podem ser utilizados para avaliar a utilização dos recursos na ausência de preços de mercado. Isto pode ser ilustrado com a avaliação da perda de produtividade. Se o doente for um trabalhador por conta de outrem, o seu salário pode ser utilizado para avaliar a perda de produtividade. Se o doente for uma dona de casa, esta abordagem não pode ser utilizada, uma vez que uma dona de casa não recebe um salário. Em vez disso, os investigadores têm de recorrer a um preço-sombra, *ou seja,* o preço de mercado de uma atividade semelhante. Neste exemplo, o salário de mercado de uma empregada doméstica profissional poderia servir de preço-sombra e ser utilizado para avaliar a perda de produtividade da dona de casa.

Cálculo dos custos

Ao calcular os custos de um programa de cuidados de saúde, coloca-se a questão de saber se se devem calcular os custos marginais ou médios. Dividindo os custos totais pelo número de unidades, obtêm-se os custos médios. Os custos médios incluem os custos fixos (por exemplo, os custos das infra-estruturas hospitalares), bem como os custos variáveis. Os custos marginais representam os custos de produção de uma unidade adicional e, portanto, incluem apenas os custos variáveis. Como o nosso interesse são os custos adicionais incorridos pelo programa de cuidados de saúde, um estudo de custos tem de calcular os custos marginais. No entanto, a distinção entre custos médios e marginais nem sempre é clara. Se a implementação nacional de um programa de cuidados de saúde implicar a construção de um novo hospital, recomenda-se a utilização de custos médios, uma vez que estes medem os custos fixos da infraestrutura hospitalar. Em alternativa, estes custos hospitalares podem ser considerados custos marginais, uma vez que representam os custos adicionais impostos pelo programa.

Custos e sua descrição -[9]

Custos - De acordo com o Institute of cost and work accounts (ICWA) da Índia, o custo é "a medida em termos monetários do montante de recursos utilizados para efeitos de produção de bens ou de prestação de serviços.

O custo de produção/fabrico consiste em várias despesas incorridas na produção/fabrico de bens ou serviços.

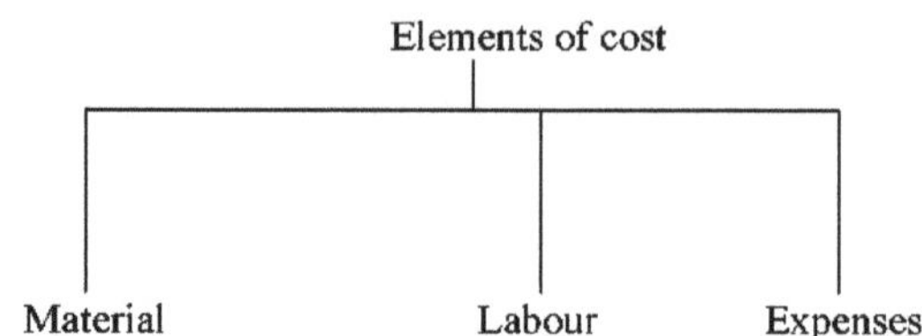

Várias definições de custo	
Custo total (CT)	Custo de produção de uma determinada quantidade de produto
Custo fixo (CF)	Custos que não variam com a quantidade de produção a curto prazo (cerca de um ano).
Custo variável (CV)	Custos que variam com o nível de produção, por exemplo, fornecimentos, alimentação, taxas de serviço
Função de custo (TC)	F(Q), custo total em função da quantidade
Custo médio (CA)	TC/Q o custo médio por unidade de produção
Custo marginal (MC)	O custo adicional de produzir uma unidade extra de produção = (CT de x+1 unidades) - (CT de x unidades) = d(TC)/dQ avaliado em x

Qualquer forma de avaliação económica exige a identificação e a medição dos custos relacionados com o tratamento ou o programa em estudo. Podem ser identificados vários tipos de custos no contexto dos cuidados de saúde e podem ser classificados (Donaldson, 1998):

Custos directos / Custos rastreáveis

Os custos directos são os custos primários de um determinado programa de cuidados de saúde. Os custos directos são os que têm uma relação direta com uma unidade de operação, como o fabrico de um produto, a organização de um processo ou de uma atividade, etc. Por outras palavras, os custos directos são aqueles que são direta e definitivamente identificáveis. A natureza dos custos directos está relacionada com um determinado produto/processo, variando em função das variações do mesmo. Por conseguinte, todos os custos directos são de natureza variável. Por exemplo, o custo dos consumíveis dentários para um programa escolar de cuidados de saúde oral.

Custos indirectos / Custos não rastreáveis

Os custos indirectos são custos secundários que se relacionam com actividades produtivas remuneradas e não remuneradas. Os custos indirectos são aqueles que não podem ser fácil e definitivamente identificáveis em relação a uma fábrica, um produto, um processo ou um departamento. No entanto, a natureza dos custos indirectos depende do cálculo de custos em questão. Os custos indirectos são tanto do tipo fixo como do tipo variável, uma vez que podem ou não variar em resultado das alterações propostas no processo de produção, etc. Existem dois tipos de custos indirectos.

1. Custos Indirectos Fixos que contêm actividades ou custos que são fixos para um determinado projeto ou empresa, por exemplo, transporte de mão de obra para o local de trabalho, construção de estradas temporárias, etc.

2. Custos Indirectos Recorrentes que contêm actividades que se repetem para uma determinada empresa, por exemplo, Manutenção de Registos ou pagamento de Salários.

Custos dos serviços de saúde

As categorias individuais de custos dos serviços de saúde devem ser avaliadas separadamente. Os métodos de medição para cada categoria são descritos de seguida.

Despesas de pessoal e consumíveis

Os custos directos relacionados com a utilização de recursos, tais como pessoal profissional e consumíveis, são geralmente simples de avaliar. Os custos de pessoal são mais frequentemente medidos em unidades de tempo e os consumíveis pelas quantidades utilizadas. O recurso pode então ser avaliado ou "custeado" multiplicando o custo unitário do recurso pelo número de unidades utilizadas.

Perspetiva			Tipos de custos	Exemplos
			Custos directos dos serviços financiados pelo Estado (exceto cuidados de saúde)	Serviços sociais, como ajuda ao domicílio, refeições ao domicílio Pagamentos de transferências de rendimentos (por exemplo, subsídios de invalidez) Ensino especial

Perspetiva social	Pagador público	Sistema de saúde com financiamento público		
			Custos directos para o sistema de saúde financiado pelo Estado	Medicamentos, dispositivos médicos Equipamento, espaço, instalações e despesas gerais associadas Auxílios e aparelhos pagos pelo Estado Prestadores de cuidados de saúde e outro pessoal Serviços médicos, incluindo procedimentos Serviços hospitalares Visitas de emergência Serviços de ambulância Serviços de diagnóstico, de investigação e de rastreio Reabilitação numa instituição ou em casa Serviços baseados na comunidade, tais como cuidados ao domicílio, apoio social Cuidados de longa duração em lares de idosos
			Custos directos para os doentes e suas famílias	Pagamentos directos (incluindo co-pagamentos) de medicamentos, tratamentos dentários, auxiliares de marcha Despesas de deslocação para tratamento, cuidadores pagos Prémios pagos a, e prestações recebidas de, seguradoras privadas Pagamentos de transferências de rendimentos recebidos (por exemplo, prestações de invalidez)
			Custos de tempo para os doentes e suas famílias".	Tempo despendido pelo doente para viajar e receber tratamento Tempo perdido em trabalho não remunerado (por exemplo, trabalho doméstico) pelo doente e pela família que cuida do doente
			Custos de produtividade	Perda de produtividade devido à redução da capacidade de trabalho, ou ausência de trabalho a curto ou longo prazo (durante o período de atrito) Custos para o empregador para contratar e formar um trabalhador substituto para o doente

Perspetiva da avaliação económica e respectivos $_{custosP}$[10]

Custos de capital

Os custos dos activos de capital tais como terrenos, edifícios e equipamento requerem uma consideração especial. Estes custos surgem num único momento, mas os activos tendem a ser utilizados durante um período de tempo.

Isto significa que os custos de oportunidade (ou seja, há sempre uma utilização alternativa para o capital) são distribuídos ao longo do tempo. Para ajudar na avaliação do custo do capital, pode ser calculado um custo anual equivalente, que tem em conta o período de tempo da sua utilização. Para tal, o custo inicial de um ativo de capital é convertido num montante anual que é pago ao longo de um certo número de anos. Os custos anuais equivalentes tendem a corresponder ao custo do capital mais o custo de oportunidade dos recursos utilizados na aquisição desse ativo.

Os custos equivalentes anuais podem ser obtidos a partir de tabelas publicadas e, por conseguinte, não precisam de ser calculados individualmente. No entanto, podem surgir problemas ao avaliar o custo equivalente anual de activos que já foram adquiridos e que estavam em vigor antes do início do programa de tratamento em investigação. Nestes casos, o custo de substituição do ativo, o seu custo de aluguer ou o seu valor de mercado na altura podem ser utilizados como base para o cálculo.

Despesas gerais

As despesas gerais são frequentemente partilhadas entre departamentos de um hospital e os departamentos individuais podem consumir quantidades diferentes do mesmo recurso. Por conseguinte, podem surgir dificuldades no cálculo dos custos dos recursos partilhados. Foram concebidos métodos para afetar os custos em função da utilização dos recursos (Drummond et al., 1997). Um "método direto" geralmente utilizado consiste em calcular as despesas gerais do serviço como proporção das despesas gerais totais do hospital.

Isto produz um valor que pode ser multiplicado pelo custo total dos custos indiretos do hospital, para dar o custo desse recurso ao departamento. É necessário atribuir uma "base de afetação" às despesas gerais em questão para permitir este cálculo. Por exemplo, a base de afetação para o serviço de limpeza é frequentemente o metro quadrado de espaço e para a lavandaria o peso em quilogramas.

Existem outros métodos de imputação de custos partilhados, tais como a imputação por escalões e a imputação simultânea. Embora estes métodos possam fornecer valores mais exactos, são mais complexos, uma vez que têm em conta as interacções entre os departamentos que fornecem os serviços de despesas gerais.

Custos diários

Ao avaliar os custos relacionados com um tratamento, só é possível obter um valor exato medindo o consumo de recursos por cada doente. No entanto, a determinação dos custos por doente é dispendiosa e podem surgir problemas quando se tenta repartir os custos partilhados. Para simplificar a medição dos custos, Hull et al. (1982) descreveram a utilização de custos diários ou por dia de cama para os doentes internados no hospital, excluindo os custos diretamente relacionados com os cuidados médicos, como os medicamentos e os consumíveis especiais. O custo por dia de cama inclui simplesmente os custos relacionados com o aspeto hoteleiro da estadia no hospital.

No entanto, parte do princípio de que todos os doentes consomem a mesma quantidade de recursos durante a sua permanência no hospital, pelo que fornece apenas um custo médio por dia de cama. Isto pode não refletir a utilização real dos recursos por um determinado doente, especialmente se o custo por dia de cama se basear no volume de trabalho de todo o hospital. É preferível isolar um custo por dia de cama que esteja relacionado com o departamento ou especialidade específicos envolvidos na avaliação. O método também pode ser aplicado a clínicas não hospitalares ou ambulatórias, a fim de calcular os custos por visita do doente.

Custos suportados pelos doentes e suas famílias[11]

Os dados relativos aos custos podem ser recolhidos de acordo com o seguinte:

Despesas de bolso para serviços

As despesas do próprio bolso podem ser discriminadas de acordo com os preços de mercado de artigos ou serviços individuais adquiridos pelo doente ou pela família. Itens como alimentos especiais e medicamentos, que não são reembolsados ao paciente, podem ser incluídos nesta categoria.

Custos laborais dos prestadores de cuidados

Pode perguntar-se aos familiares que prestam cuidados quantas horas por dia são gastas a prestar cuidados concretos. O tempo gasto com o único objetivo de fazer companhia ao doente não está incluído neste número. Para os prestadores de cuidados que sacrificam um emprego remunerado, o valor dos seus serviços de cuidados pode ser calculado utilizando os rendimentos perdidos. Para aqueles que não perdem qualquer rendimento, o valor da prestação de cuidados pode ser estimado com base no salário médio de um profissional de saúde.

Perda de rendimentos do doente

A perda de rendimento pode ser avaliada com base no salário do doente e no número de dias ou horas de ausência do trabalho não remunerados. A soma destes custos permite obter um custo total para o doente e para a família.

Estes pontos são ilustrados num estudo destinado a avaliar o custo dos cuidados oncológicos domiciliários para as famílias (Stommel *et al.*,1993). Neste estudo, os autores atribuíram valores monetários à perda de rendimentos e às despesas de bolso dos doentes e dos familiares prestadores de cuidados. Além disso, foram atribuídos valores aos aspectos da prestação de cuidados no domicílio. Os custos foram calculados com base nos salários perdidos dos familiares prestadores de cuidados que deixaram de trabalhar. Para os prestadores de cuidados que não renunciaram a qualquer remuneração, foi utilizado um valor fixo para o tempo de trabalho, equivalente ao salário médio por hora de um auxiliar de saúde no domicílio. No entanto, como o estudo não conseguiu distinguir entre os serviços de cuidados domiciliários especializados prestados pelos prestadores de cuidados, é provável que a taxa horária seja uma estimativa baixa. Ao avaliar o custo do tratamento ou da doença para os doentes e as suas famílias, deparamo-nos com uma série de problemas:

1. A perda da produção doméstica, como a cozinha e o "faça você mesmo", tem ramificações, incluindo aumentos nos custos de comida para levar e de manutenção ou melhoramento da casa. Estes custos são muito difíceis de medir e não podem ser facilmente tidos em conta;

2.   Não estão disponíveis medidas para os custos psicológicos do tratamento ou da doença; e

3. Os métodos podem não ter em conta futuras promoções no trabalho, que podem ser perdidas devido a tratamentos ou doenças.

Os métodos descritos tendem a subestimar os custos do doente e da família, devido ao facto de certos custos intangíveis não poderem ser facilmente avaliados (Jacobs e McDermott, 1989).

Custo de oportunidade

O conceito de custo de oportunidade é fundamental para a economia da saúde. Baseia-se na ideia de que a escassez de recursos significa que gastar recursos numa atividade de cuidados de saúde significa inevitavelmente sacrificar uma atividade noutro lugar. O custo de oportunidade de uma atividade é definido como os benefícios a que se deve renunciar por não se afectarem recursos à melhor atividade seguinte[1] .

O custo de oportunidade do investimento numa intervenção de cuidados de saúde é melhor medido pelos benefícios para a saúde (anos de vida poupados, anos de vida ajustados pela qualidade (QALY) ganhos) que poderiam ter sido alcançados se o dinheiro tivesse sido gasto na melhor intervenção ou programa de cuidados de saúde alternativo seguinte. O custo de oportunidade pode ser avaliado diretamente através de estudos de custo-eficácia ou de custo-utilidade.

Diz respeito ao custo das oportunidades perdidas. Por outras palavras, é a comparação entre a política que foi escolhida e a política que foi rejeitada. O conceito de custo de oportunidade centra a atenção nas receitas líquidas que poderiam ser geradas na melhor utilização seguinte de um fator de produção escasso. Uma vez que esta receita líquida tem de ser renunciada, ou sacrificada, para que o fator de produção escasso esteja disponível para a melhor utilização, designa-se por custo de oportunidade do fator de produção[12] .

Custo incremental

Os custos incrementais são acréscimos aos custos resultantes de uma alteração na natureza ou no nível da atividade empresarial. Uma vez que os custos podem ser evitados não introduzindo qualquer variação na atividade, são também designados por "custos evitáveis" ou "custos evitáveis". Os custos incrementais resultantes de uma alteração prevista para o futuro são também designados por "custos diferenciais", por exemplo, alteração dos canais de distribuição, adição ou supressão de um produto na linha de produtos.

Seis fases da contabilidade analítica por etapas[13]

O método de contabilidade analítica por etapas deve ser abordado nestas seis fases.

1. Definir o objetivo da análise de custos e determinar quais os serviços ou departamentos a que devem ser atribuídos custos unitários

2. Definir os centros de custos (os que correspondem à estrutura organizacional existente dos métodos contabilísticos da unidade de saúde facilitam frequentemente a recolha, a análise e a apresentação dos dados). Normalmente, são identificados três níveis de centros de custos:

Centros de custos finais (ou directos): pontos finais da linha de produção que prestam serviços a clientes e beneficiários (por exemplo, maternidade, serviço de consulta externa, serviço de pediatria)

Centros de custos intermédios: diagnóstico e apoio departamental ao nível final: por exemplo, farmácia; laboratório

Centros de custos indirectos: serviços gerais, principalmente relacionados com despesas gerais: por exemplo, administração; transportes;

3. Identificar e agrupar todas as rubricas individuais.

Partidas individuais agrupadas

Itens de linha

Custos de pessoal	*Salários; horas extraordinárias e pensões; deslocações e ajudas de custo; alojamento*
Custos administrativos	*Seguros; despesas de telefone/fax; despesas de eletricidade/água; material de escritório*
Custos de transporte	*Veículos; Manutenção e assistência técnica; Combustíveis*
Custos farmacêuticos	*Medicamentos; Custos de armazenamento e manuseamento*
Custos laboratoriais	*Equipamento de laboratório; Material de laboratório*

4. Atribuir inputs a centros de custos

As fontes de informação sobre a utilização e o custo dos recursos numa unidade de saúde incluem os registos de gestão e administração, tais como a afetação do pessoal, as tabelas salariais e outros benefícios, a gestão dos medicamentos e dos fornecimentos, os livros de registo dos veículos e outros registos hospitalares. Os custos de pessoal devem ser atribuídos aos diferentes centros de custos, em função das actividades dos diferentes funcionários. Enquanto alguns funcionários podem ser afectados a um único centro de custos (por exemplo, um motorista para os custos de transporte), outros podem ter responsabilidades que devem ser atribuídas a mais do que um (por exemplo, o pessoal de enfermagem pode trabalhar em mais do que uma enfermaria).

5. Atribuir todos os custos aos centros de custos finais

Os custos imputados aos centros de custos indirectos e intermédios devem agora ser imputados aos centros de custos finais. A base sobre a qual os custos são reafectados dependerá da natureza do custo. Por exemplo, os dias de assistência podem ser utilizados para afetar os custos de restauração, enquanto a área útil pode ser utilizada para afetar os custos de limpeza. Os totais de cada um dos centros de custos indirectos e intermédios são, por sua vez, reafectados aos outros centros de custos, até restarem apenas os centros de custos finais. O Anexo B apresenta um exemplo de contabilidade analítica por etapas retirado de um documento de Conteh e Walker (2004).

6. Calcular os custos totais e unitários para cada centro de custo final
Os custos totais para cada centro de custo final são determinados pela contabilidade de custos faseada. Para calcular o custo unitário, são necessários dados de atividade que forneçam uma medida das unidades de serviço. Por exemplo, o custo por doente hospitalizado pode ser medido pela duração da estadia em dias de cama e o custo por doente ambulatório pode ser medido pelo número de visitas. Os cálculos do custo unitário são então:

Centro de custos final	Custos totais ($)	Unidade de serviço	Unidades de dados de atividade	Custo unitário ($)
Maternidade	3685	Dia	350	$10,53 por cama dia
Ambulatório	4281	Visitar	1500	$2,85 por visita
Enfermaria de pediatria	2700	Dia	400	$6,75 por cama dia

Custos de inflação

A avaliação dos custos dos cuidados de saúde deve ser contabilizada num ano de referência, ou seja, ajustada de forma a eliminar os efeitos da inflação. A maioria dos programas que se estendem por vários anos será afetada pela inflação. No entanto, é importante distinguir entre as variações do nível geral dos preços e as variações dos preços relativos.

No caso de uma inflação geral, não haverá qualquer alteração no custo relativo dos factores de produção (os seus custos de oportunidade permanecem constantes). Assim, todos os factores de produção futuros podem ser avaliados a preços correntes e descontados a uma taxa de juro real (excluindo o efeito da inflação). Se, no entanto, se espera que os preços de alguns factores de produção aumentem mais do que outros, haverá mudanças relativas nos seus custos de oportunidade e estas devem ser tidas em conta. Uma forma de o fazer é utilizar a taxa geral de inflação como referência e ajustar os preços futuros de cada fator de produção, para cima ou para baixo, num montante que reflicta a diferença entre a sua taxa de inflação e a taxa geral. Posteriormente, todos os custos devem ser novamente descontados à mesma taxa de juro real.

Custos intangíveis

Incluem a dor, o sofrimento, etc. São difíceis de medir. Medidos através de um indicador social.

Considerando a metodologia do estudo de custos e os vários custos envolvidos, as aplicações em medicina dentária incluem um estudo de Mickenautsch, Munshi, Grossman em 2009 para estabelecer e comparar o custo estimado de uma restauração de amálgama, resina composta e ART dentro da escala de benefícios recomendada pelo Board of Health Funders (BHF) no Hospital Oral e Dentário da School of Oral Health Sciences, Universidade de Witwatersrand (SOHS). Os custos fixos e variáveis foram calculados através do preço dos artigos e do equipamento utilizados em cada procedimento. O valor da produção foi estabelecido de acordo com a escala de benefícios recomendada (BHE). Os resultados permitiram o cálculo da margem de contribuição e do rendimento líquido para cada uma das três restaurações[14] .

A eficácia dos implantes dentários é amplamente estudada, especialmente em termos dos seus resultados clínicos. No entanto, do ponto de vista do decisor político, outras variáveis para além da segurança e da eficácia, como os custos e a eficácia dos implantes dentários em comparação com outras alternativas de tratamento, são vitais para a tomada de decisões.

Paul van der Wijk realizou um estudo em 1998 para comparar os custos de diferentes estratégias de tratamento num ensaio clínico aleatório em pacientes com mandíbulas reabsorvidas e problemas persistentes com as suas próteses convencionais: tratamento com uma sobredentadura mandibular sobre implantes dentários permucosos, uma sobredentadura sobre um implante transmandibular, novas próteses após cirurgia pré-protética e apenas novas próteses. Utilizando a metodologia do estudo de custos, os dados foram recolhidos ao nível de cada paciente para obter uma visão dos episódios de custos específicos. Os custos directos foram subdivididos em mão de obra, material, técnica e despesas gerais. Os dados relativos a estes componentes foram recolhidos durante as fases consecutivas do tratamento no primeiro ano. Os resultados mostram que os recursos utilizados para tratar um paciente com uma sobredentadura suportada por um implante transmandibular são sete vezes superiores aos de um conjunto completo de próteses novas. A comparação da relação de custos entre uma sobredentadura implanto-suportada suportada por implantes permucosos e próteses novas convencionais revela-se menos desfavorável: 1:3. As novas próteses após cirurgia pré-protética são quase tão dispendiosas como o tratamento com implantes permucosos[15] .

- A avaliação económica pode ser definida como a "análise comparativa de acções alternativas em termos dos seus custos e consequências" (Drummond et al., 1997).

- A avaliação económica é um dos instrumentos disponíveis para ajudar a escolher sabiamente entre uma série de alternativas e a aplicar recursos eficientes.

As etapas principais são[16] P:

Definir a questão económica e a perspetiva do estudo

Determinação dos tratamentos a avaliar

Seleção da conceção do estudo

Identificar, medir e avaliar os custos dos tratamentos alternativos

Ajustamento dos custos e benefícios em função do calendário diferencial

Medição dos custos e benefícios adicionais

Conjugação dos custos e benefícios e análise dos resultados

Testar a sensibilidade dos resultados

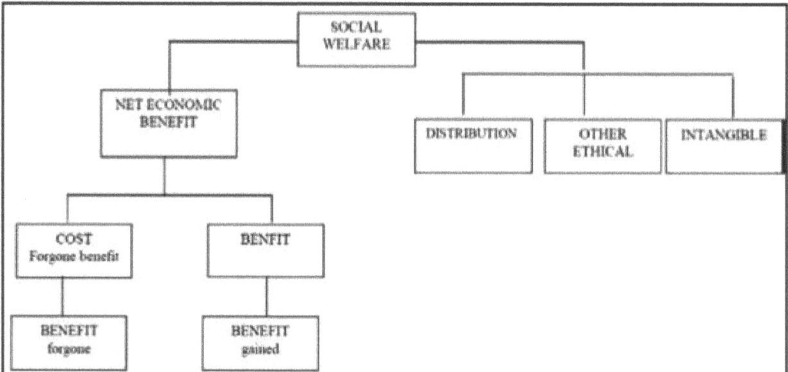

Estrutura da avaliação económica (Adaptado de Richardson 1999)[17]

Métodos de avaliação económica -[18]

Avaliações completas ou parciais[18]

Sr. nº.	Avaliação completa	Avaliação parcial
1.	Comparação de duas ou mais alternativas.	Não envolvem uma comparação entre intervenções alternativas.
2.	São avaliados os dados relativos aos custos e às consequências.	Não relacionar os custos com os benefícios.
3.	Único tipo de análise económica que fornece informações válidas sobre a eficiência.	Fornecer elementos de informação para uma avaliação completa e ajudar a responder a questões não relacionadas com a eficiência.
4.	Tipos - Análise de minimização de custos Análise custo-eficácia Análise das consequências em termos de custos Análise custo-benefício Análise custo-utilidade	Tipos - Comparação/análise de custos Descrição dos resultados em termos de custos Descrição dos custos Descrição dos resultados Estudo do custo da doença

Avaliações económicas completas

I) **Análise de minimização de custos** - O objetivo é normalmente encontrar o custo mais baixo

e a unidade de medida é o custo por intervenção.[4]

Esta forma de análise é utilizada quando os resultados de dois procedimentos que estão a ser comparados são idênticos e é importante que os resultados dos programas alternativos sejam comprovadamente os mesmos se o método for utilizado. Isto levanta a questão de saber que opiniões devemos considerar como sendo as mais importantes (dos doentes, dos clínicos ou da sociedade) na avaliação da equivalência. Geralmente, os investigadores principais em ensaios clínicos pré-especificam os resultados de saúde primários e secundários a serem medidos, sendo a identificação da medida do resultado primário baseada na experiência clínica relevante, na evidência clínica publicada e no conhecimento das necessidades dos doentes.

Numa análise de minimização de custos, é necessário garantir que a escolha da medida de resultados de saúde utilizada para determinar a equivalência clínica é clinicamente significativa para o doente.

Nos casos em que é demonstrada a equivalência clínica entre os resultados primários, há duas outras questões que devem ser abordadas antes de apoiar inequivocamente a utilização da abordagem de minimização dos custos.

Em primeiro lugar, o resultado primário de saúde deve englobar o(s) principal(is) benefício(s) dos tratamentos que estão a ser comparados. Em segundo lugar, quaisquer diferenças nos resultados de saúde secundários devem ser suficientemente pequenas para não atingirem significado clínico. Muitas fontes de evidência clínica podem ser utilizadas para apoiar as avaliações económicas; no entanto, o "padrão de ouro" é normalmente considerado o ensaio clínico randomizado. Estes ensaios podem ser subdivididos em ensaios de superioridade, ensaios de equivalência e, como tem sido feito mais recentemente, ensaios de não inferioridade. O quadro de provas dos ensaios clínicos aleatórios é crucial para a validade subjacente à utilização da metodologia de análise de custo-minimização. Se estes pressupostos não puderem ser comprovados, não será adequado adotar a metodologia de análise de custo-minimização, apesar da existência de provas de equivalência dos resultados primários[19] .

Briggs, A.H. e O'Brien, B.J. argumentam que, a menos que um estudo tenha sido especificamente concebido para mostrar a equivalência dos tratamentos (em termos de custos ou efeitos), seria inadequado efetuar uma análise do tipo custo-minimização ou resultado-maximização com base numa falta de significância observada no efeito ou na diferença de custos entre os tratamentos. Em vez disso, os analistas devem concentrar a sua atenção na estimativa da relação custo-eficácia e não no teste de hipóteses de diferenças de custo ou de efeito[20] .

Um dos poucos estudos realizados em medicina dentária que envolveu a análise de minimização de custos foi o de determinar se as sobredentaduras implanto-suportadas são uma terapia economicamente eficaz a longo prazo para pacientes edêntulos quando comparadas com próteses fixas osseointegradas. Foram incluídos nesta análise os registos clínicos de 25 pacientes de dois estudos de longo prazo (prótese fixa e sobredentadura). Foi utilizada uma análise de minimização de custos na perspetiva do paciente. Os custos directos clínicos e de tempo incorridos durante o período de 9 anos foram deflacionados para dólares canadianos de 1995 utilizando o Índice de Preços ao Consumidor. Foram utilizadas taxas salariais nacionais por profissão e género para valorizar o tempo dos pacientes, e foi efectuada uma análise de sensibilidade para avaliar a robustez dos resultados quando se assumiu uma taxa salarial média igual entre os grupos de tratamento.

Os resultados mostraram que os custos médios totais, clínicos e de tempo foram significativamente mais elevados ($P < .05$) para o grupo da restauração fixa quando comparado com o grupo da sobredentadura. Os custos iniciais, de manutenção e das visitas clínicas também foram significativamente mais elevados ($P < .05$) no grupo da restauração fixa do que no grupo da sobredentadura. A análise de sensibilidade demonstrou que o custo do tempo para o grupo da prótese fixa era ainda significativamente mais elevado ($P = 0,002$), mesmo depois de se assumir uma taxa salarial média igual. Conclusão: A terapia de sobredentadura para pacientes edêntulos é um tratamento mais económico em comparação com o tratamento protético fixo[21] .

Outro estudo teve como objetivo comparar os tratamentos de canais radiculares realizados antes e depois da formação numa técnica rotativa de níquel-titânio (NiTiR) no que diz respeito aos custos de instrumentação e ao número de sessões de instrumentação num serviço dentário público do condado na Suécia.

Após a formação, 77% dos médicos dentistas generalistas adoptaram completamente o NiTiR. A amostra selecionada aleatoriamente incluía 850 tratamentos de canais radiculares: 425 efectuados após a formação, utilizando principalmente a técnica NiTiR (grupo A) e 425 efectuados antes, utilizando principalmente instrumentação manual em aço inoxidável (SSI) (grupo B). Foi calculado o número de sessões de instrumentação em tratamentos de canais radiculares nos grupos A e B. Foi realizada uma CMA com base no pressuposto de que o resultado do tratamento era idêntico nos grupos A e B. Os custos directos associados à SSI e ao NiTiR foram estimados e comparados. Os custos de investimento necessários para a implementação do NiTiR foram calculados, mas não foram incluídos na CMA.

Os resultados da análise mostraram que o número de sessões de instrumentação no grupo A foi significativamente menor; 2,38, comparado com 2,82 no grupo B (P < 0,001). Assim, em média, para cada segundo tratamento de canal realizado após a educação, uma sessão de instrumentação foi poupada. Os tratamentos de canal em dentes com um canal, e três ou mais canais, foram concluídos em significativamente menos sessões de instrumentação após a formação (P < 0,001). Os custos directos das sessões de instrumentação foram de 2587 SEK (411 USD) para o grupo A e 2851 SEK (453 USD) para o grupo B, para dentes com um canal, e 2946 SEK (468 USD) para o grupo A e 3510 SEK (558 USD) para o grupo B, para dentes com três ou mais canais. Os autores concluíram que foram necessárias significativamente menos sessões de instrumentação no grupo A e que, por conseguinte, a instrumentação dos canais radiculares custa menos do que no grupo B. Partindo do princípio de que o resultado do tratamento é idêntico nos grupos A e B, a instrumentação dos canais radiculares efectuada após a formação foi mais rentável[22] .

O objetivo deste estudo foi determinar os custos da correção de mordidas cruzadas posteriores com Quad Helix (QH) ou placas de expansão (EPs) e relacionar os custos com os efeitos. Para determinar qual a alternativa com menor custo, foi efectuada uma análise de custo-minimização, partindo do princípio que o resultado das alternativas de tratamento é idêntico. O estudo incluiu 40 indivíduos na dentição mista, que foram submetidos a tratamento para mordida cruzada posterior unilateral: 20 com HQ e 20 com EPs. Foram registados a duração do tratamento, o número de consultas, as faltas às consultas e os cancelamentos. Foram calculados e avaliados os custos directos (instalações, salários do pessoal, material e custos laboratoriais) e indirectos (perda de rendimentos devido à presumível ausência dos pais do trabalho) para o tratamento bem sucedido apenas, para o tratamento bem sucedido e para o tratamento mal sucedido e para o retratamento quando necessário. A HQ teve custos directos e indirectos significativamente mais baixos, com menos insucessos que exigiram um novo tratamento. Mesmo os custos relativos apenas aos casos bem sucedidos foram significativamente mais baixos no grupo QH do que no grupo EP. Os resultados mostram claramente que, em termos de minimização de custos, a HQ é o método preferido para a correção da mordida cruzada posterior na dentição mista[23] .

A metodologia de análise de minimização de custos foi utilizada para comparar os custos de internamento num programa de hospitalização no domicílio com os custos de internamento num hospital de agudos. A análise foi efectuada no âmbito de um ensaio pragmático controlado e aleatório num programa de hospitalização no domicílio em Leicester e nos três hospitais de agudos da cidade.

199 doentes consecutivos avaliados como aptos a serem admitidos no hospital no domicílio para cuidados agudos durante o período experimental de 18 meses (idade média de 84 anos). Intervenção Foram comparados os cuidados hospitalares no domicílio e os cuidados hospitalares em regime de internamento.

As principais medidas de resultado foram os custos para o SNS, serviços sociais, pacientes e famílias durante o episódio inicial de tratamento e nos três meses após a admissão. Os autores concluíram que o hospital em casa pode prestar cuidados a um custo semelhante ou inferior ao de um internamento equivalente num hospital de agudos[24] .

II)   Análise custo-eficácia-

Esta análise foi o método de análise económica mais utilizado até à década de 1980. Responde à pergunta: "Dado que foi decidido que este tipo de cuidados de saúde será prestado, qual é a melhor forma de o fazer? Este método é utilizado quando os programas podem ter um sucesso diferenciado em termos de resultados, bem como custos diferenciados, mas o resultado deve ser comum aos dois programas (por exemplo, anos de vida ganhos; redução da tensão arterial). Os resultados são, por conseguinte, úteis para determinar a eficiência técnica. Dizem-nos qual a estratégia que maximiza um determinado objetivo. A análise custo-eficácia ajuda a identificar formas de redirecionar os recursos para obter mais resultados. Demonstra não só a utilidade da afetação de recursos de intervenções ineficazes para intervenções eficazes, mas também a utilidade da afetação de recursos de intervenções menos eficazes para intervenções mais eficazes em termos de custos. Muitas análises custo-efectivas baseiam-se em estudos publicados existentes para obter dados sobre a eficácia, uma vez que, muitas vezes, a recolha de dados sobre os custos e a eficácia durante um ensaio clínico é demasiado dispendiosa ou demorada. Quando existe incerteza quanto aos custos e à eficácia dos procedimentos, pode recorrer-se à análise de sensibilidade, que examina a sensibilidade dos resultados a hipóteses alternativas sobre variáveis-chave. Para efetuar uma análise custo-eficácia, é necessário dispor de medidas de eficácia adequadas.

Medidas de eficácia

a. Casos tratados adequadamente
b. Vidas salvas
c. Anos de vida ganhos
d. Dias sem dor ou sintomas
e. Casos diagnosticados com sucesso
f. Complicações evitadas

Estes dependerão dos objectivos das intervenções específicas em análise. No entanto, em todas as análises custo-eficácia, as medidas de eficácia devem ser definidas em unidades naturais adequadas e, idealmente, expressas numa única dimensão[25] .

Etapas da realização de uma análise custo-eficácia[26] :

1. Hipótese

O primeiro passo na realização de uma AEC, como em qualquer estudo, é a formulação de uma hipótese ou questão de estudo clara (e "exequível"). O objetivo da AEC é comparar duas ou mais intervenções ou serviços em termos da eficácia de cada um e dos custos associados. Por conseguinte, a hipótese deve incluir elementos de custo e de eficácia. O analista deve definir a população de doentes, a intervenção e os comparadores adequados. Uma outra consideração a ter em conta nesta fase é a decisão sobre a perspetiva de realização do estudo. É aconselhável ser claro sobre os parâmetros do estudo, de modo a que os resultados abordem as questões específicas importantes para a tomada de decisões sobre programas e recursos. Uma vez formulada a pergunta do estudo, determinada a perspetiva e seleccionados os serviços alternativos, é altura de desenvolver a conceção do estudo.

2. Definição da(s) intervenção(ões) de saúde e do(s) seu(s) elemento(s) de comparação

A intervenção sanitária deve ser cuidadosamente descrita, utilizando todas as informações essenciais para interpretar os custos e benefícios estimados. A definição de uma intervenção deve incluir: informações sobre o contexto em que a intervenção é efectuada (por exemplo, cuidados de saúde prestados num estabelecimento ou na comunidade); a população-alvo abrangida pela intervenção; o período de tempo; o regime terapêutico; a frequência de obtenção da intervenção e quaisquer outras informações importantes.

A descrição da intervenção deve também definir a via de tratamento para as intervenções clínicas e, quando existem vias de tratamento alternativas, recomenda-se geralmente que sejam avaliadas separadamente. A análise custo-efetividade é comparativa e, para além de definir a(s) intervenção(ões) de saúde, é necessário definir o contrafactual. É crucial definir os comparadores adequados, uma vez que estes determinarão a relação custo-eficácia da intervenção e a relevância do estudo para os decisores políticos. A abordagem habitual consiste em comparar a intervenção com a prática atual, ou o que aconteceria se nenhuma das intervenções fosse implementada ("não fazer nada").

3. Especificar a população-alvo

A relação custo-eficácia de uma intervenção depende da população que está a ser avaliada. A avaliação deve analisar toda a população definida na pergunta do estudo. Populações-alvo podem ser definidas utilizando características demográficas de base que descrevem o tipo de doente (por exemplo, idade, sexo, estatuto socioeconómico) com uma doença específica (por exemplo, febre), de uma determinada gravidade ou estádio, com ou sem co-morbilidades ou factores de risco. Além disso, as populações podem ser definidas pelo seu contexto (por exemplo, comunidade ou hospital), localização geográfica, taxas de adesão habituais ou padrões típicos de tratamento. Pode ser adequado efetuar uma análise estratificada de subgrupos pequenos e mais homogéneos quando existe variabilidade na população-alvo. A variabilidade pode estar relacionada com diferenças no acesso aos cuidados, nos resultados de saúde, nas preferências dos doentes e nos custos da intervenção entre subgrupos de doentes.

4. Determinar o horizonte temporal da análise

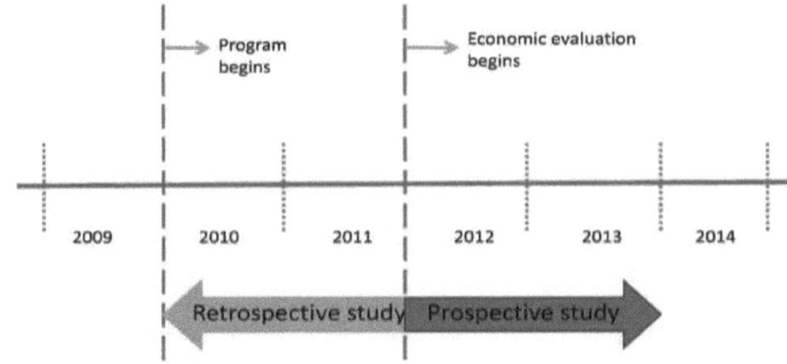

O período de aplicação e a duração da avaliação da intervenção variam e devem basear-se na evolução natural da doença e no impacto provável que a intervenção terá sobre a mesma. O horizonte temporal aplicado aos custos e aos resultados deve ser o mesmo. É importante garantir que o horizonte temporal é suficientemente longo para captar todas as diferenças relevantes nos custos e resultados futuros das alternativas que estão a ser analisadas. Assim, a escolha do período de acompanhamento não deve influenciar a análise a favor de uma intervenção em detrimento de outra. Como os custos de implementação da intervenção de saúde podem ser mais elevados no primeiro ano, muitas intervenções são avaliadas para um ano típico, com custos de arranque e de capital anualizados. Isto significa que os custos são ajustados ao longo da vida útil do ativo para obter um custo económico anual. Para alargar o horizonte temporal da análise custo-eficácia para além do período de tempo do estudo, podem ser utilizadas técnicas de modelização que extrapolam os dados do período inicial.

5. Custos:

A componente seguinte da AEC que requer a sua atenção é a determinação dos custos associados à prestação dos serviços incluídos no seu estudo. É crucial que todos os custos importantes e relevantes sejam identificados (Drummond et al.). Existem três fases na análise de custos: identificação, medição e avaliação (Raftery). O passo seguinte consiste em identificar todos os custos associados à prestação dos serviços objeto da análise. Tendo previamente definido os parâmetros do estudo em termos da perspetiva que se está a adotar, os custos a incluir no estudo dependerão em parte do ponto de vista ou da perspetiva da avaliação.

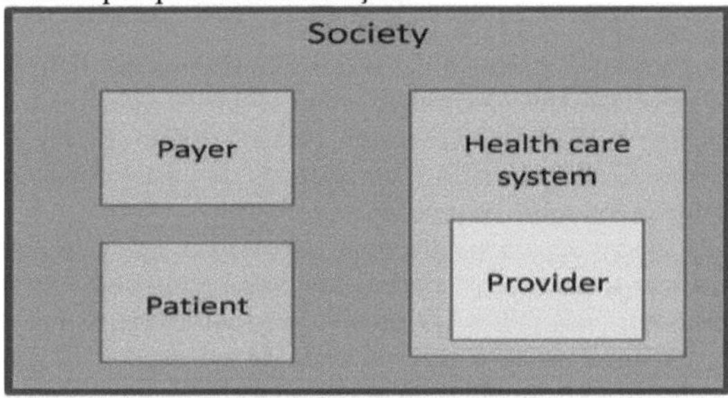

Diagrama de perspetiva

Mesmo que não seja possível ou necessário medir e avaliar todos os custos e consequências dos serviços em comparação, deve ser fornecida uma identificação completa de todos os custos importantes e relevantes. Após a identificação de todos os custos importantes e relevantes, os critérios de inclusão e exclusão para a AEC situar-se-ão nos limites da perspetiva do estudo. Poderá ser possível justificar a exclusão de custos pelas seguintes razões

1. Se o programa se limitar às intervenções imediatamente em estudo, os custos idênticos a ambas não precisam de ser considerados, uma vez que não afectarão a escolha entre programas.

2. A eliminação destes custos pode poupar um volume de trabalho considerável, embora possa limitar a comparabilidade mais alargada dos resultados.

3. Se se espera que a consideração de alguns custos se limite a confirmar um resultado que poderia ser obtido a partir da consideração de um leque mais restrito de resultados.

4. Se os custos forem pequenos e não for provável que façam qualquer diferença no resultado do estudo, a sua recolha exigiria muito tempo e esforço.

Deve ser-lhes feita referência no estudo, incluindo o motivo da sua exclusão.

6. Eficácia

Nesta fase, é importante decidir se é necessário recolher dados sobre a medida em que o serviço alcança o que se propõe alcançar (a eficácia) como parte do seu estudo e pensar se já existem provas sólidas da eficácia dos serviços que estão a ser comparados. Esses resultados podem ser citados e pode ser efectuada uma comparação dos custos das alternativas concorrentes. Se considerar utilizar provas existentes de estudos anteriores, certifique-se de que os resultados são transferíveis para os serviços que está a comparar. Se estiver a recolher dados sobre a eficácia, que tipo de avaliação irá realizar? Nos estudos quantitativos, em que o RCT é normalmente considerado o padrão de ouro (Gold), aplica-se a hierarquia padrão da conceção da investigação.

Uma vez decidida a conceção do estudo, o passo seguinte é delinear o(s) resultado(s) específico(s) do serviço e o que o serviço tenta alcançar. Há uma série de questões, a primeira das quais é saber se se utiliza um parâmetro ou um ponto intermédio. Se for utilizado um ponto intermédio, a análise deve mostrar que o ponto final intermédio é relevante por si só, ou que existe uma ligação entre o resultado intermédio e o resultado final que foi estabelecida por investigação anterior (Drummond et al.). O resultado intermédio deve refletir com precisão os benefícios da intervenção a longo prazo. Depois de determinar o(s) resultado(s), o passo seguinte é decidir como medir *quantitativamente* até que ponto os serviços concorrentes atingem o(s) seu(s) objetivo(s). Alguns resultados podem ser facilmente quantificáveis, mas muitas vezes os dados são menos facilmente expressos numericamente. No sector da saúde, estão frequentemente disponíveis medidas validadas, tais como medidas que quantificam as alterações na qualidade de vida relacionada com a saúde ou medidas de ansiedade e depressão. Um outro fator a considerar é o *momento em que* essas medidas devem ser tomadas. Depois de determinar a forma que o seu estudo irá assumir (por exemplo, um ensaio clínico aleatório) e a forma como o(s) resultado(s) do seu estudo será(ão) medido(s), o passo seguinte é identificar a sua população de estudo e selecionar a sua amostra de acordo com as orientações normais de investigação. É importante lembrar que a amostra tem de ser representativa da população. Deve também determinar uma dimensão adequada para a sua amostra.

7. Mensuração e avaliação

Uma vez identificados todos os custos e decididos os critérios de inclusão e exclusão, há que decidir como os medir e valorizar. Duas estratégias, representando cada um dos extremos do espetro, podem ser úteis na medição e avaliação: microcusteio e custeio bruto (Raftery), ou pode ser utilizada uma combinação de ambos. O microcusteio é um método de custeio "ascendente" que envolve a recolha de dados pormenorizados sobre os produtos e serviços.

inventário de todos os custos separados dos itens envolvidos. Isto pode assumir a forma de, por exemplo, relatar e quantificar todas as actividades associadas a uma determinada atividade. Assim, pode incluir o tempo gasto por cada indivíduo envolvido na atividade, direta ou indiretamente. Este tipo de análise tende a ser dispendioso e corre o risco de ser específico a contextos particulares (Raftery). Embora mais trabalhoso do que o método do custeio bruto, o microcusteio fornece uma visão mais específica das relações entre as características das actividades e os seus custos, as economias de escala de um processo de produção e a importância relativa de actividades distintas (Drummond e McGuire).

O custeio bruto ou descendente atribui um orçamento total a serviços específicos (Raftery). Este método fornece estimativas menos exactas (Drummond et al.), mas tem a vantagem de consumir menos recursos e de proporcionar uma melhor oportunidade de generalização (Drummond e McGuire). Uma vez identificados e medidos os recursos associados a um serviço, o passo seguinte consiste em atribuir um preço a esses recursos para os valorizar.

	Micro-custos:	Cada componente da utilização de recursos (por exemplo, análises laboratoriais, dias de internamento por enfermaria, medicamentos) é estimada e é calculado um custo unitário para cada uma delas.
Mais preciso ↑ **Menos preciso**	Grupo de mistura de casos:	Indicar o custo para cada categoria de caso ou de doente hospitalizado. Tem em conta a duração do internamento. A precisão depende do nível de pormenor na especificação dos tipos de casos.
	Per diem (ou custo diário) específico da doença	Apresenta o custo médio diário do tratamento em cada categoria de doença. Estes custos podem ainda ser bastante alargados (por exemplo, cirurgia ortopédica).
	Custo médio por dia (ou custo diário).	Calcula a média das ajudas de custo diárias para todas as categorias de doentes. Disponível na maioria dos sistemas de saúde

8. Análise e apresentação dos resultados

Após a recolha dos dados, é altura de analisar os resultados. Se tiver utilizado estimativas para componentes dos custos ou resultados, poderá querer ter em conta a sensibilidade dos resultados do estudo a essas estimativas. Uma análise de sensibilidade pode determinar este aspeto.

É provável que os seus resultados lhe indiquem os custos totais do serviço prestado e podem ser examinados em pormenor para determinar, por exemplo, o custo médio por sessão de formação. Da mesma forma, dependendo da conceção do estudo, pode comparar os resultados dos dois serviços ou as alterações nos resultados antes e depois da formação. Se existirem várias medidas de resultados, nenhuma das quais se considera ser o resultado primário, isso determinará a forma como os resultados são apresentados. Se os resultados mostrarem que um dos serviços é menos dispendioso e mais eficaz em todos os resultados, pode dizer-se que esse serviço domina e é, portanto, o mais rentável. Se cada um dos serviços incluídos tiver graus variáveis de eficácia em vários resultados e nenhum for dominante, então o leitor terá de fazer o seu próprio julgamento relativamente ao resultado mais importante.

Se houver um resultado primário, pode apresentar os seus resultados como um rácio custo-eficácia incremental. O rácio custo-eficácia incremental é a diferença de custos entre alternativas e a diferença de eficácia entre as mesmas alternativas. Dito de outra forma, o rácio custo-eficácia incremental compara os custos adicionais que um serviço ou programa impõe em relação a outro, com os efeitos, benefícios ou utilidades adicionais que proporciona. Utilizando os rácios custo-eficácia incrementais, é possível determinar, por exemplo, como um orçamento pode ser gasto entre dois ou mais serviços.

Prioridades de controlo das doenças nos países em desenvolvimento relação custo-eficácia

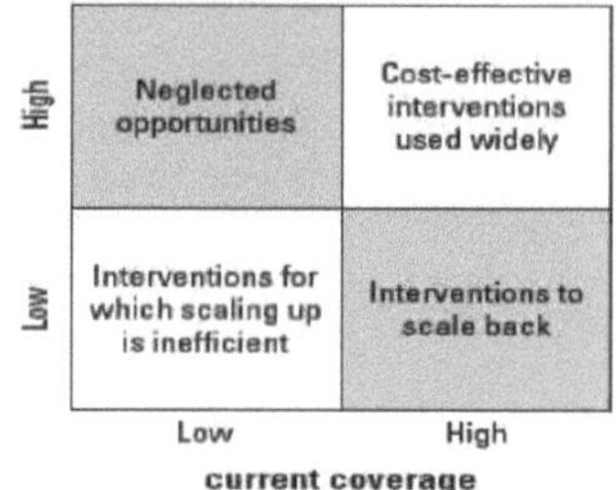

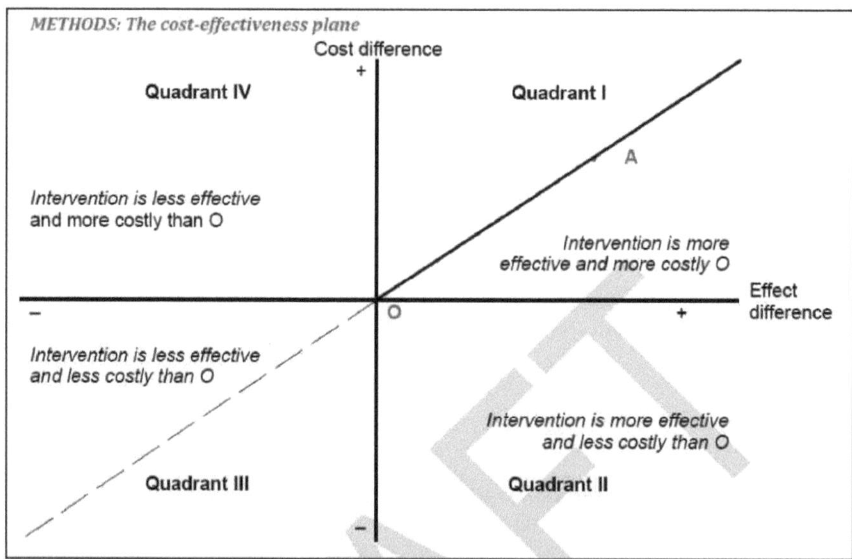

Estimativa do rácio custo-eficácia incremental (ICER)

Quando o analista tiver os custos e os resultados para cada alternativa (ou seja, para cada braço do ensaio), a comparação adequada entre alternativas consiste em calcular os custos incrementais e compará-los com os resultados de eficácia incremental. A forma habitual de o fazer é calcular o rácio custo-eficácia incremental (ICER). Se A for o tratamento mais eficaz em termos de custos atualmente conhecido e B for o novo tratamento alternativo, então, CA e CB são os custos da alternativa A e B, respetivamente; e EA e EB são a eficácia de A e B, respetivamente, então o ICER é dado por:

$$\text{ICER} = \frac{C_B - C_A}{E_B - E_A}$$

Isto dá-nos a noção do custo que deve ser assumido para ganhar uma unidade de resultado. Por outras palavras, se uma das alternativas for a prática habitual, então, dir-nos-á quanto custará ganhar uma unidade de resultado ao passar da prática habitual para a alternativa considerada no estudo.

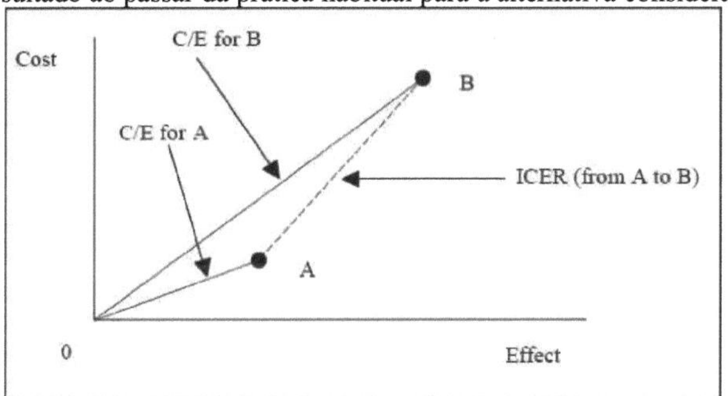

A figura ilustra este facto, a comparação relevante não é o custo médio por unidade de eficácia das alternativas (nomeadamente, o declive da linha desde a origem até cada ponto A ou B), mas sim comparar o custo incremental e a eficácia incremental quando se passa do ponto A para o ponto B (a RCEI de B em comparação com A é o declive da linha entre o ponto A e B)[27] .

A desvantagem da abordagem custo-eficácia é o facto de não poder ser utilizada para avaliar um único programa ou para comparar intervenções que têm vários efeitos clínicos diferentes.

Foram realizados numerosos estudos de custo-eficácia em medicina dentária, sendo o primeiro com o objetivo de avaliar os rácios de custo-eficácia e o encargo económico dos cuidados orais no serviço público de saúde, tanto do ponto de vista do serviço como da sociedade.

Foram recolhidos dados longitudinais de 7.825 pacientes tratados por 13 dentistas e dois higienistas durante um ano. O tratamento concluído foi considerado o resultado. Todos os custos foram incluídos, tais como custos gerais, de capital e operacionais. Foram tidos em conta dois componentes de custo: custo de oportunidade e depreciação. Além disso, foi calculada a taxa de atualização do capital inicial e foi efectuada uma análise de sensibilidade.

Os resultados mostraram que, do ponto de vista do serviço, as melhores relações custo-efetividade foram para as urgências em todas as especialidades, seguidas da prevenção, dentisteria operatória, endodontia e prótese. Do ponto de vista da sociedade, as melhores relações custo-eficácia foram para as urgências em todas as especialidades, seguidas da endodontia, prevenção, prótese e dentisteria operatória.

Os autores concluíram que a prioridade difere tanto do ponto de vista do serviço como da sociedade. Do ponto de vista do serviço, os custos dos cuidados electivos, incluindo a prevenção, aproximam-se dos custos observados nos países de rendimento elevado. Do ponto de vista da sociedade, os rácios de custo-eficácia para a prevenção em contexto clínico eram desfavoráveis para serem recomendados para as populações de baixos rendimentos. A perspetiva da sociedade é uma abordagem essencial para os decisores que têm de afetar os seus recursos[28] .

Embora a profilaxia antimicrobiana para a endocardite infecciosa (EI) seja uma prática comum em muitos procedimentos dentários, existe pouca informação sobre se representa uma boa relação custo-benefício. Foi realizado um estudo para avaliar a eficácia da profilaxia para todos os pacientes de risco na prática dentária de rotina com dados publicados no Reino Unido.

Com este pano de fundo, foi realizado um estudo para calcular o risco de contrair endocardite infecciosa a partir de dados publicados para encontrar (para pacientes de alto risco) tanto o número anual de mortes atribuíveis à endocardite infecciosa como o número de procedimentos dentários de alto risco realizados sem profilaxia. Os custos foram estimados através da análise das notas de 63 pacientes com EI comprovada durante a década de 1980-90.

Os resultados mostraram que essa profilaxia é altamente eficaz em termos de custos antes das extracções dentárias, mas o seu valor para outros procedimentos dentários invasivos não está provado. Calculou-se que, por cada 10 000 extracções em pacientes de risco, a profilaxia adequada evitará 5,7 mortes e mais 22,85 casos de EI não fatal. Isto representa uma poupança nos custos dos cuidados hospitalares de £289 600 por 10 000 extracções. Conclusão - A profilaxia para prevenir a EI em doentes de risco submetidos a extração dentária é altamente eficaz em termos de custos[28] .

Outro estudo para avaliar a relação custo-eficácia de um regime experimental de controlo de cáries num ensaio clínico aleatório (RCT) realizado em Pori, na Finlândia, em 2001-2005. Foram estudadas crianças (n = 497) com 11-12 anos de idade e que tinham pelo menos uma lesão de cárie inicial ativa no início do estudo. Às crianças do grupo experimental (n = 250) foi oferecido um regime de controlo de cáries centrado no paciente, concebido individualmente. As crianças do grupo de controlo (n = 247) receberam cuidados dentários normais. Para além disso, toda a população foi exposta a uma promoção contínua da saúde oral ao nível da comunidade. Os custos individuais dos procedimentos de tratamento e dos resultados (pontuação incremental DMFS) para o período de acompanhamento de 3,4 anos foram calculados para cada criança em ambos os grupos. A relação custo-eficácia incremental foi de 34,07 euros por superfície DMF evitada. O regime experimental foi mais eficaz e também mais dispendioso. No entanto, os custos totais diminuíram ano após ano, e nos últimos 2 anos o regime experimental foi menos dispendioso do que os cuidados dentários padrão[29] .

Foi efectuado um estudo de intervenção com um total de 3373 crianças de 12 anos para avaliar diferentes medidas de prevenção da cárie. No início do estudo, os sujeitos foram classificados como indivíduos com alto ou baixo risco de desenvolver cáries. O grupo de alto risco era constituído por 1165 indivíduos. As crianças do grupo de alto risco foram distribuídas aleatoriamente por um de quatro programas preventivos. Os programas representam um aumento gradual do teor de flúor, do contacto com o pessoal dentário e do custo. O objetivo do presente estudo de análise custo-eficácia (CEA), realizado numa perspetiva social, é comparar os custos e as consequências dos programas de prevenção da cárie numa população de alto risco de cárie. Por "custos" entende-se tanto os custos do tratamento como os custos suportados pelo paciente e pela sua família. Os custos suportados pelos pacientes e pelas suas famílias consistem em despesas directas, custos de transporte e tempo. Conclui-se que é importante ter em conta a perspetiva a partir da qual o estudo é efectuado. Os custos suportados pelo doente e pela sua família têm um impacto elevado nos custos totais para as crianças e os adolescentes mais jovens, mas diminuem com o tempo à medida que os adolescentes envelhecem. O presente estudo mostra uma relação custo-eficácia incremental de 2043 SEK por cada superfície de esmalte cariado e dentina ausente e preenchida (DeMFS) evitada[30] .

Foi efectuado um estudo utilizando a análise custo-eficácia para determinar as diferenças nos custos e na eficácia de grandes amálgamas e coroas ao longo de 5 e 10 anos quando o tratamento catastrófico subsequente (terapia de canal ou extração) era o resultado.

Foram utilizados dados administrativos de pacientes atendidos na Universidade de Iowa, Faculdade de Medicina Dentária, para 1.735 restaurações de amálgama e coroas grandes em 1987 ou 1968. Foram calculados os custos anuais e os valores de eficácia. Os custos do tratamento inicial (amálgama grande ou coroa) e dos tratamentos futuros foram determinados, calculados como média e descontados. A medida de eficácia foi definida como o número de anos em que um dente permaneceu num estado livre de tratamento catastrófico subsequente. Foi calculada a média dos anos sem tratamento catastrófico e descontados. Os anos sem tratamento catastrófico foram contabilizados para os indivíduos que desistiram ou se retiraram do estudo.

Os resultados mostraram que os dentes com coroas tinham valores de eficácia mais elevados a um custo muito mais elevado do que os dentes restaurados com amálgamas grandes. O custo de um ano adicional livre de tratamento catastrófico para coroas foi de 1.088,41 dólares aos 5 anos e 500,10 dólares aos 10 anos. Os dentes das mulheres apresentaram rácios de custo-eficácia mais favoráveis do que os dos homens, e os dentes da arcada maxilar apresentaram rácios de custo-eficácia mais favoráveis do que os dentes da arcada mandibular. Conclusões: Nem a grande restauração de amálgama nem a restauração de coroa tiveram o menor custo e a maior eficácia. O rácio de custo-eficácia incremental mais elevado para as coroas deve ser considerado quando se tomam decisões de tratamento entre restaurações de amálgama grande e de coroa[31].

PM Speight realizou um estudo com o objetivo de utilizar um modelo analítico de decisão para determinar os custos incrementais e os resultados de programas alternativos de rastreio do cancro oral realizados num ambiente de cuidados primários. A relação custo-eficácia dos programas de rastreio do cancro oral numa série de ambientes de cuidados primários foi simulada utilizando um modelo de análise de decisão. Os dados primários sobre a utilização efectiva dos recursos e os custos foram recolhidos através da análise de notas de casos em dois hospitais. Os dados adicionais necessários para informar o modelo foram obtidos a partir de custos publicados, de revisões sistemáticas e da opinião de peritos, utilizando a abordagem Trial Roulette. O valor da investigação futura foi determinado utilizando o EVPI para a decisão de rastreio e para cada um dos dados do modelo. Programas de rastreio hipotéticos realizados em vários contextos de cuidados primários. Foram comparadas oito estratégias:

A - sem ecrã	E - rastreio oportunista por consultório dentário geral
B - rastreio por convite de um médico de clínica geral	F - rastreio oportunista de alto risco efectuado por um médico de clínica geral
C - rastreio por convite de um consultório dentário geral	G - rastreio oportunista de alto risco efectuado por um dentista generalista
D - rastreio oportunista por um médico de clínica geral	H - rastreio por convite de um especialista.

Os participantes foram uma população hipotética com idade superior a 40 anos. As principais medidas foram os custos médios ao longo da vida e os QALY de cada cenário de rastreio alternativo e os rácios incrementais de custo-eficácia (ICER) para determinar os custos e benefícios adicionais de cada estratégia em relação a outra.

Os resultados revelaram que a ausência de rastreio (estratégia A) foi sempre a opção mais económica. As estratégias B, C, E e H nunca foram rentáveis e foram excluídas por dominância ou dominância alargada. Das restantes estratégias, o ICER para toda a população (idade 49-79 anos) variou entre £15.790 e £25.961 por QALY. No entanto, em termos globais, o rastreio oportunista de alto risco efectuado por um dentista ou médico de clínica geral (estratégias F e G) pode ser rentável[32]
.

III)   Análise das consequências em termos de custos

Trata-se de uma forma de análise custo-eficácia. Idealmente, uma análise custo-eficácia terá um resultado primário que pode ser utilizado para produzir um rácio custo-eficácia. As AEC sem um único resultado primário e com várias medidas de resultados são conhecidas como Análises Custo-Consequência (ACC). Muitas vezes, mais do que um resultado é relevante e é difícil determinar qual é o mais importante. A combinação de vários resultados para criar um único índice de utilidade para a saúde é uma opção, mas esta pode não ser sensível a diferenças importantes nos resultados.

Todos os resultados importantes são apresentados com rácios de custo-eficácia relevantes, cabendo ao leitor julgar a importância relativa dos resultados. A limitação deste tipo de análise é que não permite avaliar de forma transparente se a saúde obtida com a utilização de recursos limitados está a ser maximizada[1] .

## IV)	Análise custo-benefício[33]

A análise custo-benefício é a forma mais abrangente e teoricamente sólida de avaliação económica e tem sido utilizada como auxílio à tomada de decisões em muitas áreas diferentes da política económica e social no sector público durante os últimos 50 anos. Se os resultados de dois programas de saúde forem diferentes, deve ser estabelecido um denominador comum para permitir comparações de resultados. Quando se avalia um programa desta forma, parte-se normalmente do princípio de que a alternativa é não fazer nada, o que, por sua vez, pode ter custos associados. A principal diferença entre a análise custo-benefício e outros métodos de avaliação económica é que esta procura atribuir valores monetários tanto aos factores de produção (custos) como aos resultados (benefícios) dos cuidados de saúde. Isto permite comparar os retornos (monetários) dos investimentos na saúde com os retornos obtidos com os investimentos noutras áreas da economia. No próprio sector da saúde, a atribuição de valores monetários aos resultados permite dizer se um determinado procedimento ou programa oferece um ganho líquido global à sociedade, no sentido em que os seus benefícios totais excedem os seus custos totais. A análise custo-eficácia e a análise custo-utilidade não o fazem porque medem os custos e os benefícios em unidades diferentes. Ao longo dos anos, têm sido adoptadas várias abordagens que procuram atribuir valores monetários aos benefícios decorrentes dos programas de cuidados de saúde. Estas podem ser divididas em duas categorias principais: a abordagem do capital humano e as abordagens baseadas nas preferências observadas ou declaradas dos indivíduos.

1. Abordagem do capital humano

Este conceito foi concebido para transmitir o facto de que os seres humanos são semelhantes ao equipamento de capital (pelo menos no que diz respeito à sua vida ativa), no sentido em que se pode esperar que produzam um fluxo de atividade produtiva nos anos futuros. Se se assumir que o valor desta atividade em qualquer período de tempo é igual à taxa de remuneração do indivíduo, então os benefícios dos cuidados de saúde podem ser medidos em termos do fluxo futuro de rendimento que, de outra forma, teria sido perdido devido a problemas de saúde. Uma vez que estes cálculos implicam a adição de um fluxo de rendimento que se acumula ao longo de vários anos diferentes, a soma em cada ano deve ser descontada no tempo para ter em conta o perfil temporal exato dos benefícios. A abordagem do capital humano tem sido aplicada na avaliação das prestações de saúde, tanto nos casos de morbilidade como de mortalidade evitáveis.

Críticas- Levou a que se atribuíssem valores monetários à vida humana e muitas pessoas têm fortes objecções éticas a este facto. Outras críticas centraram-se na utilização de taxas de remuneração como medida de valor.

2. as preferências observadas ou declaradas dos indivíduos

A abordagem das preferências observadas envolve a observação do comportamento dos indivíduos e a utilização dessas observações como base para a avaliação dos benefícios. Um método para o fazer consiste em observar o seu comportamento face ao risco e, em seguida, estimar as avaliações pessoais implícitas nesse comportamento.

No entanto, a nível prático, uma das principais desvantagens desta abordagem é o número limitado de situações em que as atitudes face ao risco podem ser observadas e medidas. Este facto levou ao desenvolvimento de outras técnicas, nas quais se pede às pessoas que indiquem as suas preferências entre escolhas específicas em termos monetários. Esta abordagem é conhecida por "vontade de pagar" ou método de avaliação contingente.

A técnica da disponibilidade para pagar baseia-se na premissa de que o montante máximo de dinheiro que um indivíduo está disposto a pagar (sacrificar) por um bem é um indicador da utilidade ou da satisfação desse bem. Além disso, pode argumentar-se que, quando um indivíduo está a considerar a sua disponibilidade máxima para pagar, terá em conta todos os atributos do serviço que são importantes para ele, e não apenas os ganhos em termos de saúde. O objetivo é determinar o valor que as pessoas atribuem aos resultados dos cuidados de saúde, perguntando-lhes quanto estariam dispostas a pagar para obter os benefícios ou evitar os custos da doença. Normalmente, são utilizadas entrevistas ou questionários postais baseados em perguntas de avaliação abertas ou discretas.

A técnica da disponibilidade para pagar é muitas vezes criticada pelo facto de tentar atribuir um valor monetário a coisas que são consideradas por muitos como não proporcionais a uma avaliação monetária, por exemplo, o alívio do sofrimento ou a salvação de uma vida humana. Outra crítica à disponibilidade para pagar é o facto de esta ser inevitavelmente uma função da capacidade de pagamento, o que, segundo se argumenta, pode ter implicações para a equidade. A capacidade de pagamento afecta, sem dúvida, a disponibilidade absoluta para pagar, mas há alguns indícios que sugerem que pode não afetar a disponibilidade relativa para pagar.

Morrison e Gyldmark defendem que devem ser cumpridos três critérios para que a utilização da abordagem seja válida.

1.   Dada a incerteza que rodeia as necessidades individuais de cuidados de saúde, as perguntas sobre a disponibilidade para pagar devem perguntar quanto é que uma pessoa está disposta a pagar como prémio de seguro para que um determinado serviço esteja disponível se for necessário.

2.   As expectativas devem ser expressas em termos de probabilidades; ou seja, qual é a probabilidade de necessitar de tratamento e do seu sucesso?

3.   São necessárias amostras representativas da população para determinar a disponibilidade total para pagar da população em causa.

Conjunto básico de indicadores-chave de custo-benefício, incluindo os seguintes:

VAL (valor atual líquido)

PVB (valor atual dos benefícios)

PVC (valor atual dos custos)

BCR (rácio benefício-custo = PVB / PVC)

Benefício líquido (= PVB - PVC)

VAL/k (em que k é o nível de fundos disponíveis)

3   Abordagem do balanço (ou custo de oportunidade)

A abordagem do balanço é uma forma de ACB que pode ser utilizada para identificar quem suporta os custos e quem colhe os benefícios de qualquer mudança. Os custos e os benefícios podem ser medidos em unidades físicas, o que parece natural e adequado. Esta abordagem adopta a definição de custos e benefícios segundo a qual todos os efeitos sobre a utilização dos recursos são contabilizados do lado dos custos e todos os efeitos sobre o bem-estar dos doentes são contabilizados do lado dos benefícios. Embora a fase seguinte de uma ACB, tal como definida na economia da saúde, exija que todos os custos e benefícios sejam avaliados em termos monetários, tal não é frequentemente viável ou prático.

A abordagem do balanço, no entanto, defende que os valores monetários disponíveis podem ser aumentados por outras medidas de custo e benefício, nomeadamente medidas de quantidade (por exemplo, o número de encaminhamentos) e medidas de tempo (por exemplo, o tempo gasto à espera de uma consulta). Este facto realça ainda mais o papel da ACB como um auxílio à tomada de decisões e não como o único critério para essas decisões.

4 Análise conjunta

A AC é uma técnica relativamente nova na avaliação económica dos cuidados de saúde, que também tem sido utilizada para obter indiretamente valores de WTP. A AC é uma técnica utilizada para estabelecer a importância relativa dos atributos no fornecimento de um bem ou serviço. Ao incluir diferentes montantes de dinheiro como atributo (conhecido como atributo custo) numa conceção de estudo de AC, as estimativas da disponibilidade para pagar por alterações nos níveis dos atributos de importância podem ser facilmente obtidas utilizando técnicas de regressão. Estas estimativas baseiam-se numa interpretação do coeficiente do atributo custo como sendo igual à utilidade marginal do rendimento.

Para além de utilizar a AC como método para estimar indiretamente a disponibilidade para pagar, a AC é um método potencial para avaliar os atributos importantes para os doentes no fornecimento de bens ou serviços que foram identificados e medidos utilizando a abordagem do balanço.

Os atributos de importância poderiam ser: custo; tempo de espera; probabilidade de admissão de emergência; número de consultas externas; tranquilidade; e satisfação.

A AC também pode ser utilizada para estabelecer uma pontuação total de utilidade para um bem ou serviço, somando a utilidade individual obtida de cada um dos vários atributos ou características que compõem o fornecimento de um bem ou serviço. Isto pode ajudar a atenuar a desvantagem óbvia da abordagem do balanço: o facto de, deliberadamente, não envolver uma avaliação sumária dos benefícios e, por conseguinte, deixar ao critério do decisor a comparação de programas com resultados díspares. No entanto, dados os recentes avanços na avaliação monetária dos benefícios e o óbvio atrativo dessa "monetarização" para a tomada de decisões, pode dar-se o caso de as limitações práticas que historicamente restringiam essa avaliação monetária dos benefícios já não serem um problema tão grande na ACB[34] .

Existem numerosas aplicações da análise custo-benefício em medicina dentária.

Susan o. Griffin, Kari Jones , Scott Tomar realizaram um estudo com o objetivo de avaliar as poupanças de custos locais decorrentes da fluoretação da água da comunidade, tendo em conta os actuais níveis de exposição a outras fontes de fluoreto. Adoptando uma perspetiva social e utilizando uma taxa de desconto de 4%, foi feita uma comparação entre o custo anual por pessoa da fluoretação e o custo das doenças evitadas e das perdas de produtividade. Este último foi o produto do incremento anual de cáries em comunidades não fluoretadas, da eficácia da fluoretação e do custo atualizado do tratamento de uma lesão cariosa ao longo da vida. Foi efectuada uma análise de sensibilidade unidirecional e tripla.

O custo anual por pessoa - poupança resultante da fluoretação variou entre $15,95 em comunidades muito pequenas e $18,62 em comunidades grandes. A fluoretação era económica se a redução das superfícies de cárie atribuída a um ano de fluoretação fosse de pelo menos 0,046. Concluiu-se que a fluoretação da água proporciona poupanças de custos significativas[35] .

O objetivo deste documento é fornecer uma análise limitada do custo-benefício de um projeto de promoção da saúde baseado na defesa do aumento da disponibilidade e do consumo de pasta dentífrica fluoretada. O método de análise custo-benefício utiliza a abordagem do custo da doença para analisar os custos e os benefícios do projeto de promoção da saúde. O cenário para o projeto de promoção da saúde foi o país do Nepal. Foi utilizado um subconjunto da população (6-18 anos de idade) para calcular os encargos financeiros do tratamento das cáries projectadas na dentição permanente. O documento compara o efeito projetado de um dentífrico fluoretado versus um dentífrico não fluoretado no encargo financeiro das cáries dentárias para um subconjunto da população nepalesa durante um período de 6 anos.

Medidas de resultado: O valor atual líquido (VAL) e o rácio benefício-custo são as principais medidas de resultado. Resultados: Ao longo de um período de 6 anos, o VAL foi de 594 466 dólares para uma redução projectada de 10% na cárie dentária deste grupo populacional em resultado da fluoretação das pastas dentífricas; 1 035 640 dólares para uma redução projectada de 20%; e 2 442 333 dólares para uma redução projectada de 40% no incremento da cárie. Por cada 1 dólar gasto no projeto de sensibilização para aumentar a disponibilidade e o consumo de pasta dentífrica fluoretada, há uma poupança potencial no custo direto do tratamento das cáries que varia entre 87 e 356 dólares. Os autores concluíram que a análise custo-benefício apresentada mostra que o projeto foi eficiente[36]

.

Este estudo, que empregou a análise de custo-benefício, foi conduzido para examinar se os programas de promoção de saúde bucal oferecidos como um serviço de saúde ocupacional para os empregados eram custo-benefício para os empregadores. Os sujeitos foram 357 trabalhadores do sexo masculino (20-59 anos de idade) que participaram em programas de promoção da saúde oral realizados nos seus locais de trabalho entre 1992 e 1997. O desenho deste estudo foi quase-experimental, no qual os três programas (leve: 1 visita; médio: 2-4 visitas; e pesado: 5-6 visitas) foram comparados através de uma análise de custo-benefício conduzida do ponto de vista dos empregadores. Os programas consistiam em exames de saúde oral efectuados por médicos dentistas e em educação para a saúde oral, incluindo a educação sobre o método correto de escovagem, efectuada por higienistas dentários.

Os custos do programa incluíram custos directos para o pagamento de pessoal de saúde oral e de material didático, e custos indirectos para o tempo de participação dos funcionários no programa (20 min/funcionário por visita). As despesas dentárias acumuladas nos sete anos foram utilizadas para calcular os benefícios, que foram determinados com base nas diferenças entre 0 consultas e cada programa. Os rácios benefício/custo dos três programas foram de -2,45, 1,46 e 0,73, respetivamente. Estes resultados sugerem que um programa de promoção da saúde oral no local de trabalho de frequência média é rentável para os empregadores[37] .

Esta tese investiga dois dos muitos dilemas enfrentados no domínio da saúde oral: se os decisores políticos e os indivíduos devem investir para reduzir o risco de cárie (deterioração) e se um dente muito deteriorado deve ser salvo ou extraído (com ou sem substituição).

A compreensão das preferências dos doentes, tal como definidas na economia da saúde (utilidade), é vital para resolver estes dilemas. Embora a utilidade do estado de saúde seja a forma mais aceite de utilidade nos cuidados de saúde, a avaliação monetária, sob a forma de vontade de pagar (WTP), é mais apropriada para a medicina dentária, mas há poucas provas da sua utilização. Foram efectuados dois estudos utilizando a WTP. O estudo Molar Tooth Study mostrou que aproximadamente metade da amostra desejava salvar um dente, com uma DPP média de £373 (desvio padrão de 991). A análise econométrica mostrou que a escolha foi influenciada pela experiência dentária anterior e que a WTP não estava fortemente relacionada com nenhum fator. O Estudo de Prevenção mostrou que a preferência média declarada pela intervenção era de £96 (desvio padrão 55). A preferência declarada correspondeu à preferência revelada em 55% dos casos, tendo a preferência declarada subestimado a preferência revelada em 30% dos casos[38] .

Os objectivos deste estudo por questionário, baseado em entrevistas, foram determinar quais os factores que influenciam a vontade de pagar (WTP) pelo tratamento ortognático e comparar os valores da WTP, tanto do público em geral como dos pacientes ortognáticos, com o custo real do tratamento, sendo a hipótese que quanto mais valorizada for a intervenção, maior será o valor da WTP.

Foram recolhidos dados de 88 pacientes ortognáticos e de uma amostra de conveniência de 100 adultos, utilizando o chamado método de "cartão de pagamento". Os dados demográficos foram registados, bem como a capacidade de pagamento, a relação entre os incisivos, a profissão e o nível de escolaridade. Além disso, foram estimados os recursos utilizados no tratamento ortognático de cinco pacientes que participaram do estudo.

Os resultados mostraram que existia uma diferença significativa entre os valores médios de WTP para os grupos do público e dos doentes. Os pacientes estavam dispostos a pagar mais 2750 euros do que os membros do público em geral. Para além disso, foi encontrada uma relação significativa entre o WTP e a relação dos incisivos no grupo de pacientes, com os pacientes da Classe II divisão 1 dispostos a pagar mais 3130 euros do que aqueles com más oclusões de Classe III. A capacidade de pagamento não afectou significativamente o WTP. Os custos totais médios estimados para o tratamento ortognático foram inferiores ao valor médio da WTP dos pacientes e semelhantes ao valor médio da WTP para o grupo público.

Em termos de custo-benefício, parece que o tratamento ortognático oferece uma "boa relação custo-benefício". Este estudo também mostrou que tanto os pacientes como o público em geral estavam preparados para atribuir um valor monetário à correção da deformidade dento-facial e que esta forma de avaliação económica é uma ferramenta útil na monitorização dos cuidados de saúde no Reino Unido[39] .

I)   Análise custo-utilidade

A análise custo-utilidade é um tipo de análise custo-eficácia. A análise custo-utilidade (AUC) tem por objetivo ultrapassar as limitações unidimensionais de uma AEC, utilizando unidades de resultados baseadas na utilidade para comparar diferentes intervenções. Para uma análise custo-utilidade, os resultados das intervenções de cuidados de saúde são medidos em unidades de resultados de saúde que combinam qualidade e quantidade de vida, podendo assim ser comparados entre diferentes intervenções e problemas de saúde.

A análise custo-utilidade oferece, por conseguinte, a perspetiva atractiva de permitir a comparação de uma vasta e variada gama de intervenções no domínio dos cuidados de saúde. Este facto levou ao desenvolvimento de "tabelas de classificação do custo marginal por QALY", que comparam o custo marginal por QALY de intervenções tão diversas como o rastreio do colesterol e o transplante cardíaco. (S Goodacre, C McCabeAn introduction to economic evaluationEmerg Med J 2002;19:198-201).

A utilidade refere-se ao valor ou ao valor de um determinado estado de saúde ou de uma melhoria desse estado de saúde. As utilidades são valores cardinais atribuídos aos estados de saúde e são uma medida que um indivíduo possui para determinados estados de saúde ou doença. O valor de utilidade é um número que representa uma condensação dos parâmetros biológicos, físicos, sociológicos e psicológicos que influenciam o bem-estar de uma pessoa[40] .

Os valores de utilidade situam-se entre 0 e 1, em que 0 é equivalente a morte e 1 é equivalente a saúde perfeita. A CUA deve ser o método de escolha quando a qualidade de vida é um resultado importante. É também o método ideal quando as intervenções afectam tanto a morbilidade como a mortalidade ou quando os tratamentos têm uma vasta gama de resultados diferentes e é necessária uma unidade comum. Os valores de utilidade podem ser estimados utilizando valores citados na literatura ou podem ser medidos diretamente utilizando uma série de técnicas como o Standard Gamble ou o Time Trade-Off. As medidas baseadas na utilidade são geralmente expressas em termos de anos de vida ajustados pela qualidade (QALY) ganhos. O cálculo dos QALY implica, em primeiro lugar, medir a qualidade de vida numa escala de zero a um, em que zero equivale a morte e um equivale a saúde perfeita. O período de tempo (em anos) durante o qual esta avaliação da qualidade se aplica é depois multiplicado pela sua ponderação de qualidade para obter o número de anos de vida ajustados pela qualidade. Este valor, por sua vez, pode ser utilizado para orientar a afetação de recursos[2] .

Medida de resultado na análise de custo-utilidade em medicina dentária

Anos de vida ajustados pela qualidade: O ano de vida ajustado pela qualidade (QALY) é definido como o período de saúde perfeita que um doente diz ser equivalente a um ano num estado de saúde precária. O QALY como medida de resultado ainda não foi utilizado numa análise de custo-utilidade em medicina dentária, embora a saúde dentária faça parte da saúde geral de uma pessoa e contribua para a qualidade de vida global relacionada com a saúde.

Anos Dentários Ajustados pela Qualidade: O conceito de anos dentários ajustados pela qualidade (QATYs) foi introduzido por BIRCH (1986) como uma melhoria do índice DMF. A eficácia é medida em termos da produção de anos adicionais de vida de cada dente, ajustada à qualidade de cada dente e somada a todos os dentes. BIRCH (1986) ilustrou, numa análise hipotética de custo-utilidade, que o custo por QATY da fluoretação da água representa uma melhoria metodológica do custo por dente salvo. ANTCZAK- BOUCKOMS & WEINSTEIN (1987) mostraram que o QATY é uma consideração crítica na determinação do resultado do tratamento periodontal. Vale ressaltar que o QATY é uma medida da qualidade do dente, e não da qualidade de vida.

Anos de Prótese Ajustados pela Qualidade: O conceito de anos de prótese ajustados pela qualidade (QAPYs) foi proposto por JACOBSON et al. (1992) como medida de resultado para a reconstrução de pacientes totalmente desdentados. Eles definiram QAPYs como o número de anos de serviço de uma prótese ajustada pela qualidade.

A análise de custo-utilidade é recomendada por várias razões: Capta os ganhos tanto do prolongamento como da qualidade de vida numa única medida, incorpora o valor que as pessoas atribuem a diferentes resultados de saúde ou as suas preferências por estados de saúde particulados e proporciona um meio conveniente de comparar análises de diversas intervenções e condições[41] .

Fórmula

- o custo adicional por QALY=

Custo líquido do novo medicamento - Custo líquido do tratamento padrão

QALYs líquidos do novo medicamento - QALYs líquidos do tratamento padrão

Métodos de avaliação da utilidade[42]

A utilidade reflecte a preferência que os indivíduos ou as sociedades têm por um determinado resultado (TORRANCE 1987). As preferências são os níveis de satisfação, angústia ou incapacidade que as pessoas associam ao resultado em termos de saúde (FROBERG & KANE 1989).

É importante notar que as medidas de utilidade dos prestadores de serviços não reflectem necessariamente a perspetiva do doente. As preferências dos doentes devem, por conseguinte, ser avaliadas, a fim de evitar um tratamento tendencioso e recomendações políticas. As utilidades podem ser obtidas por *julgamento, a* partir da *literatura* ou por *medição* (TORRANCE 1986).

Julgamento: O julgamento é a forma mais simples de obter as utilidades do estado de saúde. Os juízos são estimativas simples. No entanto, se forem utilizadas utilidades de julgamento, deve ser efectuada uma análise de sensibilidade extensiva para determinar a robustez da conclusão.

Literatura: Em alguns casos, podem ser utilizados valores de utilidade existentes na literatura. Se forem utilizados valores de utilidade da literatura, então os estados de saúde relatados, os sujeitos utilizados e os instrumentos de medição aplicados devem ser compatíveis com o estudo que está a ser realizado (TORRANCE 1986). KAY et al. (1995) aplicaram técnicas de análise de decisão para avaliar se uma superfície dentária deveria ou não ser restaurada, sendo as decisões dos dentistas baseadas em radiografias bitewing. Os resultados na sua análise foram avaliados de acordo com utilidades derivadas de um estudo anterior (FYFFE & KAY 1992). DOWNER & O'BRIEN (1994) também utilizaram as utilidades relatadas por FYFFE & KAY (1992). Eles desenvolveram um modelo probabilístico para simular o processo de cárie ao longo do tempo em superfícies dentárias posteriores aproximadas. BRICKLEY et al. (1995b) realizaram uma análise de decisão para a cirurgia do terceiro molar inferior com base nos valores de utilidade relatados num artigo separado (BRICKLEY et al. 1995a). Eles concluíram que os terceiros molares inferiores não devem ser removidos profilaticamente. TULLOCH et al. (1990) concentraram-se na incapacidade e nos custos relacionados após a cirurgia dos terceiros molares. Os valores de utilidade foram relatados anteriormente (TULLOCH & ANTCZAK-BOUCKOMS1987), "dias de desconforto padrão" como uma medida uniforme de resultado foi aplicada. A extração limitada aos terceiros molares impactados e patologicamente envolvidos foi a alternativa menos incapacitante e dispendiosa no seu estudo.

Medição: A medição é a terceira forma, e geralmente a mais exacta, de obter valores de utilidade. Os estados de saúde necessários para o programa em avaliação devem ser definidos e descritos (TORRANCE 1986). A duração dos estados de saúde deve fazer parte do processo de descrição ou de medição, uma vez que a utilidade de um estado de saúde depende da sua duração (SACKETT & TORRANCE 1978). As preferências são geralmente medidas através de três técnicas principais: *escala de classificação, jogo padrão* e *compensação temporal* (TORRANCE 1986). Os métodos de medição dos valores de utilidade são discutidos a seguir.

Métodos utilizados na análise **custo-utilidade**[42] P-

Escala de classificação (RS)

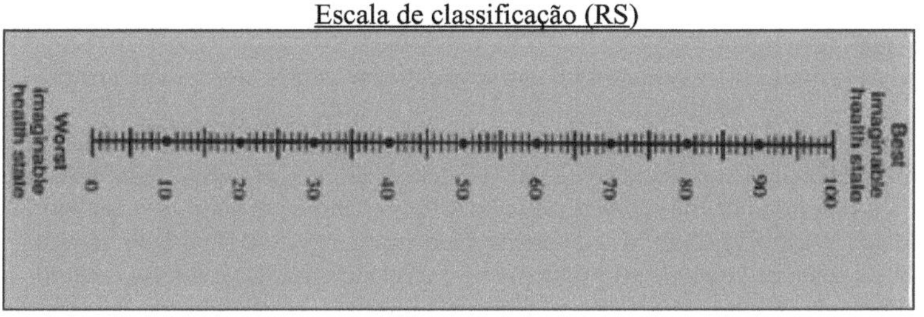

Uma escala de classificação típica consiste numa linha com pontos finais claramente definidos. O estado de saúde mais preferido é colocado numa extremidade da linha e o menos preferido na outra. Os restantes estados de saúde são colocados entre estes dois, por ordem de preferência, de modo a que os intervalos entre as colocações correspondam às diferenças de preferência percepcionadas pelo sujeito. Este método foi utilizado por BRICKLEY et al. (1995a) para avaliar os resultados após a cirurgia dos terceiros molares. Uma variação é o "termómetro de sentimento". JACOBSON et al.

(1992) utilizaram esta variante para obter preferências entre pacientes com próteses completas suportadas por implantes e convencionais. Os pacientes tratados com implantes classificaram as suas próteses como altas ou mais altas do que uma prótese funcionalmente adequada e esteticamente convencional. Deve-se notar que as escalas baseadas nestes métodos foram seriamente criticadas (BLEICHRODT & JOHANNESSON 1997).

<u>Estimativa de Magnitude (ME)</u>

Pede-se aos sujeitos que forneçam o rácio de indesejabilidade de pares de estados de saúde. Para Por exemplo, um estado é duas ou três vezes pior do que o outro? Se o estado B for considerado x vezes pior do que o estado A, a indesejabilidade (desutilidade) do estado B é x *vezes superior* à do estado A. Uma série de perguntas permite localizar todos os estados na escala de indesejabilidade.

Aposta padrão:

O método do jogo padrão é considerado o método "critério" para medir as preferências do estado de saúde (LLEWELLYN-THOMAS et al. 1984). Incorpora o quadro concetual da incerteza e reflecte, assim, não só a força da preferência, mas também a atitude do doente face ao risco. São propostas ao sujeito duas alternativas. Uma alternativa tem um determinado resultado (estado x) e outra alternativa envolve um tratamento com dois resultados possíveis, o melhor estado de saúde (probabilidade p) e o pior estado de saúde (probabilidade 1-p). A probabilidade p é variada até o sujeito ficar indiferente entre as duas alternativas. Foram desenvolvidas ajudas visuais, uma vez que a maioria dos doentes tem dificuldade em pensar em termos de probabilidade (TORRANCE 1987). Num estudo recente, o método do jogo padrão foi implementado numa entrevista multimédia automatizada baseada em computador (LENERT & SOETIKNO 1997).

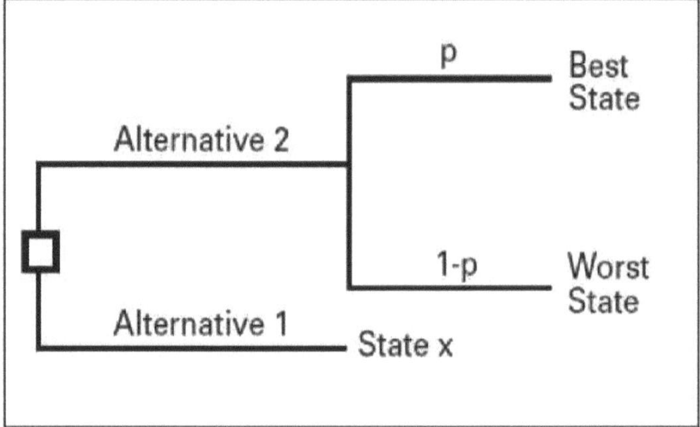

<u>Compensação de tempo (TTO)</u>

O método de compromisso temporal foi desenvolvido por TORRANCE et al. (1972). Este método tem sido

A técnica de trade-off tem a vantagem de ser simples de utilizar. Uma outra vantagem deste método é que inclui diretamente a dimensão temporal. Avalia quanto tempo num estado de saúde perfeito é equivalente a um período de má saúde. Este método foi utilizado pela primeira vez por ANTCZAK-BOUCKOMS & WEINSTEIN (1987) em medicina dentária, sendo a medida de resultado o QATY.

São propostas duas alternativas. A alternativa 1 é o estado i durante o tempo t seguido de morte; a alternativa 2 é saudável durante o tempo x. O tempo x é variado até o inquirido ficar indiferente entre as duas alternativas, altura em que o valor de preferência requerido para o estado i é dado por

$$hi = x/t.$$

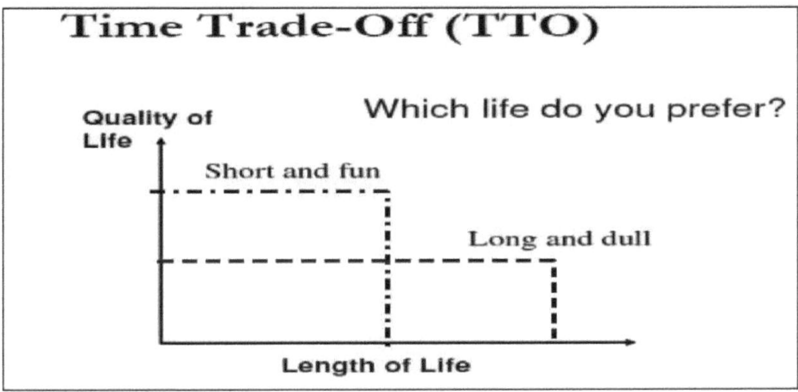

Troca de pessoas (PTO): Técnica de equivalência

É colocada ao sujeito uma questão do tipo: "Se houver x pessoas numa situação de saúde adversa A e y pessoas numa situação de saúde adversa B, e se só puder ajudar [curar] um grupo, que grupo escolheria? Pode então variar um dos números x ou y até que o sujeito considere que os dois grupos são equivalentes em termos de necessidade ou de merecimento de ajuda. O carácter indesejável (desutilidade) da situação B é x/y vezes maior do que a da situação A.

Autor	Ano	Domínio dentário	Fonte de avaliação da utilidade	Tópico
BRICKLEY et al.	1995	Cirurgia oral	Escala de classificação	Utilidade das complicações após a cirurgia dos terceiros molares
JACOBSON et al.	1992	Implantologia/Prótese dentária	Escala de classificação	Utilidade das próteses completas convencionais e implanto-suportadas

FYFFE E KAY	1992	Cariologia	Jogo normal	Utilidade dos estados dos dentes (público em geral e dentistas)
TULLOCH & ANTCZAK	1987	Cirurgia oral	Compensação de tempo	Análise de decisão de três estratégias alternativas para a cirurgia dos terceiros molares
ANTCZAK & WEINSTEIN	1987	Priodontologia	Jogo padrão e compromisso de tempo	Análise custo-eficácia de terapias cirúrgicas, não cirúrgicas e antimicrobianas
KRISCHNER	1976	Pacientes com fenda lábio-palatina	Jogo normal	Aplicação da teoria da utilidade à tomada de decisões sobre o tratamento da fenda palatina

Outros métodos: Existem várias medidas genéricas baseadas nas preferências para utilização na análise custo-utilidade. O Índice de Qualidade de Bem-Estar (QWB) e o Índice de Utilidade da Saúde (HUI) são índices de qualidade de vida relacionados com a saúde, ponderados em função das preferências, derivados de avaliações de preferências baseadas na comunidade (FRYBACK et al. 1997).

Pontos fortes

    1.   Um objetivo louvável: satisfazer a necessidade de um compromisso normalizado entre quantidade e qualidade de vida, alargando assim o âmbito das decisões sobre a "relação qualidade-preço" na prescrição

    2.   Um debate vigoroso pôs em evidência, e continua a pôr em causa, as insuficiências metodológicas

    3.   Vasta gama de métodos disponíveis para os investigadores

Pontos fracos

    1.   A utilidade como força de preferência pode não ser um índice fiável ou abrangente da qualidade de vida relacionada com a saúde

    2.   Os cálculos do QALY podem não captar com precisão as soluções de compromisso entre quantidade e qualidade de vida que os indivíduos ou a sociedade pretendem adotar

    3.   A falta de uma abordagem normalizada, agravada pela falta de comparabilidade entre os valores obtidos por diferentes métodos e abordagens e a partir de diferentes fontes, limita a interpretabilidade da CUA[43] .

A análise custo-utilidade tem sido amplamente utilizada em medicina dentária para avaliar o valor que as pessoas atribuem à sua saúde oral

Neste estudo, Fyffe HE, Kay E J afirmaram que o termo "utilidade do estado de saúde" implica a atribuição de um valor numérico a um estado de saúde. A avaliação do sucesso dos procedimentos de cuidados de saúde, utilizando as utilidades do estado de saúde, permite avaliar os tratamentos e procedimentos disponíveis em termos de resultados de saúde diferentes e, por conseguinte, facilita as análises custo-benefício. Embora a medição das utilidades do estado de saúde geral se tenha tornado cada vez mais comum na medicina, utilizando uma variedade de técnicas, poucas tentativas foram feitas até agora na medicina dentária para atribuir valores aos diferentes estados de saúde dentária. A ausência de métodos experimentados e testados para medir a qualidade dos dentes torna difícil quantificar os benefícios obtidos com os programas dentários preventivos e restauradores.

O objetivo deste estudo foi avaliar os valores médios de utilidade de um grupo de médicos dentistas e de um grupo de membros do público em geral, para quatro estados dentários diferentes, que se supunha terem valores diferentes. Estes eram: 1) um dente posterior cariado e doloroso; 2) um dente posterior cariado e não doloroso; 3) um dente posterior que tinha sido restaurado e necessitaria de tratamento restaurador adicional e 4) um dente posterior restaurado permanentemente. Os resultados mostram que é possível avaliar os valores de utilidade do estado de saúde dentária utilizando o método de jogo padrão e que os valores de utilidade médios dos dentistas no estudo eram consistentemente mais elevados do que os do público em geral. A aplicação de valores de utilidade como "ponderações" num índice de saúde dentária demonstra o valor potencial da avaliação da utilidade na avaliação de procedimentos ou programas dentários[44] .

Susan J. Cunningham e Nigel P. Hunt realizaram um estudo para obter valores de utilidade para a deformidade dento-facial de pacientes ortognáticos e membros do público em geral, utilizando três métodos reconhecidos - escala de classificação (RS), jogo padrão (SG) e troca de tempo (TTO). Os resultados mostraram que não existiam diferenças significativas entre os valores de utilidade para os dois grupos de inquiridos. A concordância do método entre a TTO e a SG (o "padrão de ouro") foi melhor do que entre a RS e a SG. Além disso, verificou-se que a SG e a TTO apresentavam uma maior repetibilidade do que a RS[45] .

Utilizando a análise de custo-utilidade, este estudo avaliou a utilidade do custo incremental de 4 anos do selamento dos primeiros molares permanentes dos inscritos no Iowa Medicaid com 6 anos de idade numa perspetiva social e identificou o grupo de dentes ou crianças em que os selantes são mais eficazes em termos de custos. Os serviços dentários para os primeiros molares permanentes foram avaliados utilizando dados de reclamações e encontros para um grupo de inscritos continuamente no Medicaid que completaram 6 anos entre 1996 e 1999. Foram utilizadas utilidades previamente publicadas para ponderar os diferentes estados de saúde. A soma ponderada dos resultados [Quality-Adjusted Tooth- Years (QATYs)] foi a medida de eficácia. Os custos e os QATYs foram descontados para o momento do sexto aniversário da criança. Resultados: Para todos os primeiros molares, o custo do tratamento associado aos dentes selados foi mais elevado, mas a utilidade também foi ligeiramente superior ao longo do período de 4 anos. O custo incremental relativo por rácio de 0,19 QATY [alteração do estado de saúde de um dente restaurado (utilidade = 0,81) para um dente não restaurado (utilidade = 1)] ao selar o molar variou entre 36,7 e 83,5 dólares por 0,19 QATY. O rácio custo incremental/QATY foi mais baixo para selar os utilizadores mais baixos e para os molares mandibulares versus maxilares. Conclusões: Os selantes melhoraram a utilidade geral dos primeiros molares permanentes após 4 anos. O rácio custo/QATY a 4 anos do selamento do primeiro molar permanente variou consoante a arcada e o tipo de utilizadores. Selar os primeiros molares permanentes nos utilizadores dentários mais baixos é a abordagem mais rentável para dar prioridade aos recursos limitados[46] .

O objetivo deste estudo foi determinar a utilidade pessoal da remoção assintomática de terceiros molares em pacientes militares. De 1 a 30 dias (média de 7,4) após a extração de um ou mais terceiros molares, foi pedido a 100 pacientes que regressavam (todos do sexo masculino, idade média = 20,1) que respondessem a questões hipotéticas relativas à extração de terceiros molares assintomáticos. Se a probabilidade de os terceiros molares terem de ser removidos fosse de 10%, 50% e 100%, então 45%, 61% e 88% das respostas, respetivamente, mostraram preferência pela extração imediata. Quando os inquiridos optaram por adiar o tratamento até haver um problema, nenhum grupo de probabilidade toleraria mais de 2,77 dias adicionais de dor pós-extração antes de mudar a sua preferência para a extração imediata. 87% dos inquiridos preferiram as extracções antes de um destacamento, o que dificultaria a realização do tratamento, e 89% antes de se tornarem civis, altura em que o tratamento poderia já não ser gratuito. Os resultados indicam uma aceitação geral da estratégia de extração profilática dos terceiros molares numa amostra de pacientes militares que foram submetidos a aconselhamento pré-tratamento e ao procedimento cirúrgico. Permanece uma questão quanto à utilidade pessoal que pode ser medida antes da cirurgia[47] .

Foi realizado um estudo para obter preferências para os resultados do diagnóstico endodôntico radiográfico e subsequente terapia, e para testar as diferenças nessas preferências entre três tipos de especialistas dentários. Utilizando o método "standard gamble", foi pedido aos médicos dentistas envolvidos no ensino do diagnóstico oral (n=26) que classificassem numa escala de 0,0-1,0 as suas preferências (utilidades) para quatro resultados de tratamento, "obturação com compósito em dente vital", "restauração com compósito e obturação radicular", "obturação radicular e pós-coroa" e "extração e ponte", de um teste de diagnóstico e estratégia terapêutica previamente analisados para a gestão de dentes anteriores danificados. Os inquiridos consistiram em radiologistas orais (n=9); planeadores de tratamento especializados (n=11) e endodontistas especializados (n=6). Utilizando as utilidades derivadas, foi subsequentemente realizada uma análise de decisão sobre o valor esperado para a saúde da realização de radiografias periapicais de pacientes com incisivos fracturados sem sintomas. Resultados: A opção "restauração com compósito e obturação radicular" (utilidade média de 0,83, DP 0,15) foi a preferida em relação à opção "obturação radicular e pós-coroa" (utilidade média de 0,77, DP 0,16) por toda a amostra de técnicos de diagnóstico oral (p= 0,007). Os radiologistas e endodontistas apresentaram utilidades mais elevadas para a opção "restauração com compósito e preenchimento da raiz" do que os planeadores de tratamento. De acordo com a análise de decisão, para a opção preferida de "restauração composta e preenchimento da raiz", a realização de uma radiografia foi a melhor estratégia apenas quando a prevalência de patologia excedeu 10%, 12% e 50% para radiologistas, endodontistas e planeadores de tratamento, respetivamente.Conclusões: A utilidade esperada da utilização de radiografias como teste de diagnóstico varia entre grupos de especialistas em medicina dentária. Concluiu-se que a variação nas utilidades entre os dentistas poderia explicar, em parte, a variação na utilização diagnóstica das radiografias dentárias[48] .

A nevralgia do trigémeo (NT) é uma forma rara de dor facial neuropática caracterizada por dores graves e paroxísticas na face. Pouco se sabe sobre o processo de decisão no tratamento da NT, e a gestão com fármacos anti-epilépticos ou procedimentos cirúrgicos acarreta riscos de efeitos secundários, recorrência e complicações. Cento e cinquenta e seis doentes com NT previamente diagnosticada responderam a um questionário adaptado de medição da utilidade no tempo e no espaço para verificar como avaliavam os potenciais resultados de vários tratamentos cirúrgicos e médicos. A análise de decisão revelou que a cirurgia de descompressão microvascular (MVD) oferecia a melhor hipótese de melhorar a qualidade de vida ou a maior utilidade máxima esperada (MEU). A MVD (MEU = 16,08 num total de 20 possíveis) foi seguida de perto pela compressão com balão (MEU = 15,97), pela rizólise percutânea com glicerol (MEU = 15,61) e depois pela termocoagulação por radiofrequência (MEU = 14,93). A medicação ofereceu a menor hipótese óptima de melhoria da qualidade de vida (MEU = 14,61). A diferença entre os tratamentos com maior (MVD) e menor pontuação (medicação) foi de 7,3% (1,46/20). Estes resultados foram sensíveis a alguns valores de utilidade, o que significa que o tratamento preferido é alterado pelos valores que os doentes atribuem aos resultados. Uma vez que as técnicas cirúrgicas oferecem a maior probabilidade de maximizar a qualidade de vida dos doentes, todos os doentes com NT devem considerar a cirurgia. No entanto, a cirurgia não é adequada para toda a gente e os doentes devem ser informados sobre toda a gama de opções. As decisões de tratamento devem ser tomadas após uma análise cuidadosa dos valores que os doentes atribuem aos benefícios e riscos do tratamento[49] .

Um encontro frequente na prática clínica é o paciente adulto de meia-idade que se queixa de dor de dente causada pela disseminação de uma infeção cariosa para o complexo endodôntico do dente. As decisões sobre a gama de opções de tratamento (coroa convencional com uma técnica de pino e núcleo (CC), um implante dentário unitário (STI), uma ponte dentária convencional (CDB) e uma prótese parcial removível (RPD)) têm de equilibrar o prognóstico, a utilidade e o custo. Pouco se sabe sobre a utilidade que os pacientes atribuem às diferentes opções de tratamento para um molar mandibular e um incisivo maxilar com abcesso endodôntico. Medimos as utilidades do estado de saúde dentária dos pacientes e as preferências de classificação das opções de tratamento para estes problemas dentários.

Métodos: Quarenta professores classificaram as suas preferências por uma coroa convencional com uma técnica de pino e núcleo, um implante de um único dente, uma ponte dentária convencional e uma prótese parcial removível, utilizando um jogo padrão e a vontade de pagar. Os dados previamente relatados sobre o prognóstico do tratamento e os custos directos "out-of-pocket" foram utilizados numa árvore de decisão e numa análise económica. Os resultados mostraram que as utilidades do Standard Gamble para a restauração de um 1º molar inferior com a coroa convencional (CC), implante dentário unitário (STI), ponte dentária convencional (CDB) ou prótese parcial removível (RPD) foram 74.47 [± 6,91], 78,60 [± 5,19], 76,22 [± 5,78], 64,80 [± 8,1], respetivamente (p < 0,05). A respetiva vontade de pagar ($CDN) foi de 1.782,05 [± 361,42], 1.871,79 [± 349,44], 1.605,13 [± 348,10], 1.351,28 [± 368,62] (p < 0,05). As utilidades de jogo padrão para a restauração de um incisivo central superior com um CC, STI, CDB e RPD foram 88,50 [± 6,12], 90,68 [± 3,41], 89,78 [± 3,81] e 91,10 [± 3,57], respetivamente (p > 0,05). A respetiva disponibilidade para pagar ($CDN) foi de: 1.782,05 [± 361,42], 1.871,79 [± 349,44], 1.605,13 [± 348,10] e 1.351,28 [± 368,62]. Foi encontrada uma diferença estatística entre a utilidade de tratar um incisivo central superior e um 1º molar inferior (p < 0,05). O valor de utilidade esperado para uma sobrevivência protética de 5 anos foi mais elevado para o tratamento CDB e STI de um molar mandibular com abcesso (74,75 e 71,47 respetivamente) e incisivo superior (86,24 e 84,91 respetivamente). Isto manteve-se numa análise de sensibilidade quando o sucesso da terapia do canal radicular e o risco de danos no dente adjacente foram variados. A RPD, tanto para o molar como para o incisivo, foi o tratamento preferido com base numa relação custo-utilidade (3,85 e 2,74
CND$ por ano de dente salvo, respetivamente) e análise de custo-benefício (0,92 a 0,60 CND$ de custo por $ de benefício, respetivamente) para uma sobrevivência clínica protética de 5 anos. Conclusão: A posição do dente com abcesso e o montante da cobertura do seguro influenciam a utilidade e a classificação atribuída pelos pacientes às diferentes opções de tratamento. A STI e a CDB têm EUVs óptimos para um resultado de sobrevivência de 5 anos, e a RPD tem um custo significativamente mais baixo, proporcionando a melhor relação custo:benefício[50].

O objetivo do estudo era medir o valor atribuído à saúde oral, medindo a utilidade das bocas com perda de dentes. Foram entrevistados 102 indivíduos que tinham sofrido perda de dentes e foram-lhes apresentados 19 cenários diferentes de bocas com dentes perdidos. Cada descrição escrita foi acompanhada de uma explicação verbal e de imagens digitais de modelos de bocas. Foi pedido aos participantes que indicassem, numa escala visual analógica padronizada, como valorizariam a saúde da sua boca se tivessem perdido o dente ou dentes descritos e o espaço resultante não tivesse sido restaurado. Resultados: Com um valor de utilidade de 0,0 representando o pior estado de saúde possível para uma boca e 1,0 representando o melhor, a boca com o incisivo central superior em falta atraiu o valor de utilidade mais baixo (utilidade = 0,16), a boca com um segundo molar superior em falta e o segundo molar inferior em falta atraíram os valores de utilidade mais elevados (utilidade = 0,48, 0,47, respetivamente). Relativamente aos cenários de arcada dentária encurtada (SDA), uma boca com um SDA com apenas os dentes segundos molares em falta em todos os quadrantes atraiu o valor de utilidade mais elevado (utilidade = 0,45). Uma boca com um SDA extremo, com dentes molares e pré-molares em falta, atraiu o valor de utilidade mais baixo (utilidade = 0,06). Tanto a idade como o género têm uma influência significativa na forma como a dentição é avaliada. Conclusão: É viável e possível obter medidas do impacto de vários graus de perda dentária nos indivíduos. São necessários mais estudos para analisar se a perda dentária passada ou o estado de saúde oral afectam a forma como a perda dentária é encarada[51].

Avaliação económica - lidar com a incerteza e o tempo[52]

A incerteza na avaliação económica é generalizada, entrando no processo de avaliação em todas as fases. É útil distinguir a incerteza relacionada com os requisitos de dados de um estudo e a incerteza relacionada com o processo de avaliação. A incerteza nos requisitos de dados de um estudo decorre da variação natural das populações, o que significa que as estimativas baseadas em amostras retiradas dessa população estarão sempre associadas a um nível de incerteza que está inversamente relacionado com a dimensão da amostra.

Exemplos de incerteza devido ao processo de avaliação incluem a necessidade de extrapolar quando se efectuam avaliações, por exemplo, de uma medida de resultados clínicos para uma medida de resultados de saúde; incerteza relacionada com a generalização do contexto do estudo para outros contextos e populações de doentes; e a incerteza relacionada com a escolha de métodos analíticos - por exemplo, se se devem incluir custos indirectos na análise.

O método tradicional para lidar com a incerteza devida à variação da amostragem em muitas formas de avaliação, nomeadamente na avaliação clínica, tem sido a análise estatística. Quando foram recolhidos dados sobre a utilização de recursos específicos dos doentes e sobre os resultados em termos de saúde (por exemplo, no âmbito de um ensaio clínico prospetivo), foram desenvolvidas técnicas estatísticas para calcular os intervalos de confiança em torno das estimativas pontuais da relação custo-eficácia, embora os métodos necessários para estimar os limites de confiança para uma estatística de rácio sejam menos simples do que para muitas outras estatísticas.

No entanto, na prática, poucas avaliações económicas são realizadas juntamente com ensaios clínicos. Em vez disso, é mais provável que os dados sejam sintetizados a partir de várias fontes, incluindo revisões da literatura, registos hospitalares e até juízos clínicos. Por conseguinte, não é possível utilizar métodos estatísticos padrão. Além disso, mesmo quando a análise estatística é possível, é necessário quantificar os restantes níveis de incerteza que não estão relacionados com a variação da amostragem. Para o efeito, recorre-se à análise de sensibilidade, que consiste em examinar sistematicamente a influência das variáveis e dos pressupostos utilizados numa avaliação.

Tipos de incerteza

As duas principais taxonomias de incerteza atualmente utilizadas foram apresentadas em meados dos anos 90 por Manning et al. (1996) e Briggs et al. (1994). Manning et al. (1996) distinguiram dois tipos de incerteza: a dos parâmetros e a da modelação. A incerteza dos parâmetros é ". . . incerteza sobre os verdadeiros valores numéricos dos parâmetros utilizados como dados de entrada". Segundo estes autores, esta incerteza surge por várias razões:

• A dimensão dos principais factores de produção (quer a sua quantidade, quer o valor da quantidade) na avaliação económica é desconhecida ou não observável, por exemplo, a forma como a tecnologia futura pode mudar ou como os preços de um fator de produção em relação a outro podem mudar no futuro;

• Não há consenso sobre o valor que um parâmetro de entrada deve assumir, por exemplo, qual é a taxa adequada para a preferência de tempo social ou que abordagem deve ser utilizada para avaliar o tempo dos voluntários;

• Há incerteza quanto ao processo subjacente às variáveis, por exemplo, factores que explicam a utilização de serviços ou aspectos da epidemiologia da doença;

• Existe variabilidade de amostragem dos parâmetros, por exemplo, estimativas da resposta ao tratamento;

• Não é claro como as estimativas se relacionam com diferentes populações, por exemplo, extrapolando custos ou efeitos para/de uma amostra aleatória, em vez de uma amostra de conveniência.

A incerteza da modelação divide-se em "incerteza da estrutura do modelo" e "incerteza do processo de modelação" (Manning et al. 1996). A incerteza da estrutura do modelo diz respeito a dúvidas sobre o método correto de combinar os parâmetros dos custos, consequências e/ou combinações de custos e consequências. Isto pode incluir debates sobre: se determinados tipos de custos ou efeitos devem ser incluídos, por exemplo, os custos de produtividade ou as decisões de incluir/excluir determinados tipos de reacções adversas; e a forma funcional associada à eficácia (por exemplo, o impacto na doença da cobertura de uma população por uma vacina) ou ao custo (por exemplo, o impacto da escala de produção nos vários factores de produção avaliados) ou a relação entre custos e efeitos. Em todos os casos, a questão de saber se os parâmetros assumem formas multiplicativas ou aditivas pode influenciar os resultados. A incerteza do processo de modelação é a incerteza introduzida pela combinação de decisões tomadas pelo analista. O analista é quem tem mais influência na escolha da variável a incluir e como. Por exemplo, Busulwa et al. (2001) mostraram que a formação e o padrão de trabalho dos estudantes de avaliação económica afectam tanto as variáveis seleccionadas para análise como os resultados.

A taxonomia da incerteza fornecida por Briggs et al. (1994) baseava-se em quatro causas de incerteza: variabilidade dos dados de amostragem sobre os custos e os efeitos das intervenções numa população; métodos utilizados para medir e avaliar os custos e os efeitos; extrapolação dos resultados dos resultados intermédios para os resultados finais ou ao longo do tempo para a mesma população; e a medida em que os resultados são generalizáveis a outras populações.

Lidar com a incerteza: Análise de sensibilidade

Nesta fase, há vários passos que devem ser dados antes de se efetuar qualquer tipo de análise de sensibilidade. Para cada tipo de incerteza (para custos e consequências) delineado na secção anterior, os analistas devem

(1) Identificar todos os parâmetros ou abordagens de modelização que possam ser objeto de uma análise de sensibilidade (em princípio, o modelo e todos os parâmetros são potenciais candidatos);

(2) Escolher os parâmetros de entrada ou as abordagens à modelização que considera mais importantes para submeter a uma análise de sensibilidade a partir da lista de possibilidades e justificar as escolhas efectuadas. Por exemplo, pode considerar as variáveis (para a quantidade ou preço/valor dos custos e efeitos) ou modelos que:

* São os mais incertos;
* Apresentam a maior variabilidade de amostragem;
* Estão mais sob o controlo dos decisores políticos;
* Influenciam a maior percentagem do custo/efeitos totais;
* Têm maior probabilidade de diferir dos dados publicados;
* São objeto de grandes divergências entre os metodólogos;
* São fundamentais para explicar como os custos e/ou efeitos variam consoante os contextos.

Os analistas devem também justificar a razão pela qual alguns parâmetros, caso existam, ou diferentes tipos de modelos, não foram objeto de uma análise de sensibilidade. As razões podem incluir o facto de as estimativas dos parâmetros serem conhecidas com certeza ou de terem apenas um impacto mínimo nos resultados (Drummond et al. 1997).

(3) Escolher a gama de valores ou modelos alternativos que irá substituir na análise de base, justificando todas as escolhas efectuadas. A gama de valores adoptada pode ser extraída da literatura, da opinião de peritos obtida através de técnicas de formação de consensos, da variação da amostragem nos dados originais ou das opiniões do próprio investigador. Relativamente à incerteza dos parâmetros, pode considerar-se o seguinte:

* Para dados determinísticos - valores altos e baixos de cada variável-chave;
* Para dados estocásticos - o intervalo, mais ou menos um desvio padrão do erro de amostragem de dados clínicos, ou os intervalos de confiança de 95% mais frequentemente utilizados para parâmetros-chave para determinar um intervalo plausível de variação.

Para modelizar a incerteza, pode considerar-se o seguinte:

* Utilização de formas funcionais alternativas para variáveis-chave;
* Incluir/excluir tipos específicos de custos/efeitos;
* Pedir a outra pessoa/grupo que efectue a análise com as mesmas informações.

(4) Escolher as técnicas a utilizar para analisar a incerteza e aplicar a análise de sensibilidade à avaliação. Sugerimos que se comece com análises unidireccionais como forma de compreender o impacto de variáveis/modelos individuais antes de passar a análises multivariadas.

(5) A etapa final de uma análise de sensibilidade é a interpretação dos resultados. O analista deve determinar o grau de alteração do resultado do cenário de base que é aceitável ou que constitui um resultado robusto e/ou a combinação dos valores dos parâmetros necessários para atingir rácios incrementais de custo-eficácia pré-determinados.

Estas etapas mostram o grau de controlo que o analista mantém. Embora a análise quantitativa seja necessária, continua a ser uma análise essencialmente qualitativa devido ao elemento de escolha na decisão sobre o que variar, em que medida, que técnica utilizar e na determinação do que constitui ou não resultados sólidos. Mostra também como é essencial que o avaliador justifique todas as escolhas envolvidas antes que outros possam aceitar as conclusões[53] .

O termo análise de sensibilidade engloba várias técnicas e é útil distinguir três abordagens[54] .

Análise de sensibilidade univariada

1. Uma análise de sensibilidade unidirecional examina sistematicamente o impacto de cada variável do estudo, fazendo-a variar ao longo de um intervalo plausível de valores, mantendo todas as outras variáveis constantes na sua "melhor estimativa" ou valor de referência. Nesta AS mais simples, um parâmetro é definido para variar ao longo de um intervalo razoável (por exemplo, mínimo-máximo, desvio padrão, intervalo de confiança de 95%), um de cada vez. Em seguida, o custo, a eficácia e o rácio custo-eficácia (RCE) resultantes são determinados em conformidade. A sensibilidade dos resultados pode ser facilmente detectada através de um gráfico de linhas que representa a relação entre os parâmetros variáveis relacionados com o custo ou a eficácia e os resultados em termos de custo e eficácia (Fig. 1 e 2).

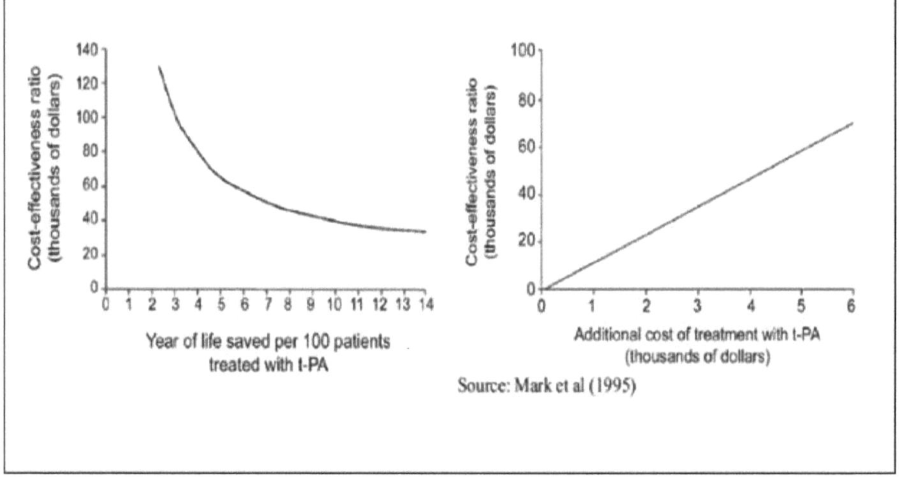

Fig. I SA unidirecional devido a uma alteração na sobrevivência dos doentes com t-PA em comparação com estreptoquinase

Fig. 2 SA unidirecional devido à diferença de custo do tratamento entre o t-PA e a estreptoquinase

Diagrama do tornado

Uma apresentação alternativa da AS unidirecional é um diagrama de tornado. No diagrama, a sensibilidade do resultado do estudo é reflectida através do comprimento (valores máximo e mínimo) de uma barra horizontal que representa a variação nos resultados de custo e eficácia para cada parâmetro. Os parâmetros muito influentes aparecem ao nível das nuvens ou no topo do tornado, enquanto os parâmetros menos influentes estão na base do tornado. O resultado do caso de referência é uma linha reta vertical que passa pelo ponto de aterragem do tornado.

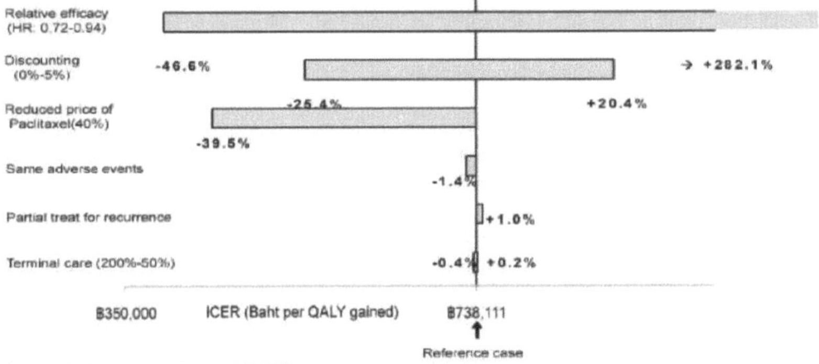

Source: Limwattananon et al (2006)

Uma das principais limitações da análise de cenários unidirecional é o facto de não poder acomodar todas as incertezas dos parâmetros, enquanto a análise de cenários extremos tende a exagerar a verdadeira incerteza.

Análise de sensibilidade multivariada

Existem várias formas de lidar com múltiplas fontes de incerteza ou variabilidade: análises bidireccionais, tripartidas, n-way e de cenários.

1. Uma análise bidirecional varia dois parâmetros, ambos comuns às intervenções avaliadas, ao mesmo tempo, e avalia o impacto nos rácios de custo-eficácia incrementais de duas intervenções mutuamente exclusivas.

2. Na análise de sensibilidade tripla, como o nome sugere, a relação custo-eficácia incremental é determinada para combinações de estimativas de três parâmetros (mantendo todos os outros parâmetros constantes nos seus níveis de base). Desta vez, opta-se por manter uma das três variáveis num determinado nível e por identificar a combinação das outras duas variáveis que iguala uma vontade de pagar pré-determinada por unidade de efeito. Esta análise é repetida de acordo com o número de níveis a que o analista pretende manter a variável de primeira escolha e/ou o número de valores diferentes de disposição a pagar que o analista pretende explorar. Mais uma vez, a interpretação das análises de sensibilidade tripartidas é difícil sem um gráfico.

3. Também é possível efetuar análises de sensibilidade *n-way*, em que a relação custo-eficácia esperada é determinada para todas as combinações possíveis de todos os valores razoáveis de todas as variáveis" (Petitti 2000). Este tipo de análise é difícil de efetuar e difícil de interpretar.

4. O quarto tipo de análise de sensibilidade multidirecional é a 'análise de cenários'. Há também uma variedade de abordagens que podem ser utilizadas para desenvolver cenários que incluem a reflexão dos próprios investigadores sobre possíveis cenários, até cenários desenvolvidos com técnicas de grupo de consenso.

5. Análise do conjunto de circunstâncias extremas entre parâmetros, também conhecida como análise "max-min" ou "pior/melhor" caso (Briggs et al. 1994). Neste caso, os valores dos parâmetros que produzem os piores (mais elevados) e os melhores (mais baixos) rácios de custo-eficácia são combinados. Para efeitos de ilustração, baseamo-nos em dois parâmetros (embora, na prática, possa ser utilizado qualquer número de parâmetros).

6. Utilização, pelos analistas, de um "caso de referência" de métodos acordado. O caso de referência mais conhecido é descrito por Gold et al. (1996)12 , que estabelecem as orientações metodológicas do relatório do Panel on Cost-Effectiveness and Medicine nos Estados Unidos. O seu objetivo é, em particular, aumentar a qualidade e a comparabilidade dos resultados entre intervenções e reduzir o que Briggs et al. (1994) designam por "incerteza

metodológica".

- Utilização do conjunto "nulo" (Genugten et al. 1996). Murray et al. (2000) apresentaram recentemente um argumento a favor da avaliação de todos os rácios de custo-eficácia juntamente com um cenário que pressupõe a inexistência de intervenções. A utilização da abordagem de Murray et al. para definir um cenário para o conjunto nulo implicaria o desenvolvimento de modelos de história natural para estimar o impacto da doença sem quaisquer intervenções de cuidados de saúde do sector formal e redefinir todas as intervenções consideradas em relação a este conjunto nulo. Em particular, argumenta-se que a utilização de um cenário de conjunto nulo aumentará a generalização dos resultados em todas as regiões do mundo.

2. **A análise de sensibilidade probabilística** baseia-se num grande número de simulações de Monte Carlo em computador e examina o efeito nos resultados de uma avaliação quando se permite que as variáveis subjacentes variem simultaneamente num intervalo plausível de acordo com distribuições predefinidas. É de esperar que estas análises probabilísticas produzam um intervalo mais realista. Isto é feito através da introdução de um conjunto de parâmetros seleccionados aleatoriamente no modelo de análise repetidamente várias centenas ou mesmo vários milhares de vezes. A forma como os valores de cada parâmetro serão seleccionados depende da distribuição de dados definida.

Recomendações[52]

A incerteza na avaliação económica é frequentemente tratada de forma inconsistente e insatisfatória. As directrizes recentemente publicadas deverão melhorar esta situação, mas salientamos o seguinte:

1. Assegurar que são consideradas as potenciais implicações da incerteza nos resultados em todas as análises;

2. Ao comunicar informações sobre os custos e a relação custo-eficácia, recorrer mais às estatísticas descritivas. As estimativas intervalares devem acompanhar cada estimativa pontual apresentada;

3. As análises de sensibilidade devem ser exaustivas na sua inclusão de todas as variáveis;

4. Os dados relativos aos custos e à relação custo-eficácia são frequentemente distorcidos. Os testes de significância podem ser mais poderosos numa escala transformada, mas o intervalo de confiança deve ser comunicado na escala original. Mesmo quando os dados são enviesados, as análises económicas devem basear-se nas médias das distribuições;

5. Se estiverem disponíveis dados sobre o custo e o efeito ao nível do doente, deve ser utilizada a abordagem paramétrica baseada no teorema de Fieller ou a abordagem não paramétrica de boot strapping para estimar um intervalo de confiança para o rácio custo-eficácia;

6. Quando se comparam resultados entre estudos, deve assegurar-se que estes são representativos;

7. A utilização de um caso de referência metodológica aquando da apresentação dos resultados aumentará a comparabilidade dos resultados entre estudos.

Lidar com o desconto de tempo[55]

Desconto: refere-se ao processo de ajustar o valor dos custos ou benefícios que ocorrem em diferentes momentos no futuro, de modo a que possam ser comparados como se tivessem ocorrido ao mesmo tempo. O desconto é necessário se houver uma preferência por adiar os custos para amanhã ou por usufruir dos benefícios hoje (preferência temporal positiva). A *taxa de desconto* descreve a "taxa de juro" com que é estimado o valor atual dos custos e benefícios futuros. Não existe grande consenso quanto à taxa de desconto a utilizar, mas, para garantir a comparabilidade, Gold *et al* recomendam a utilização de 3% no caso de base e de 5% numa análise de sensibilidade.

$$Cost_{presentvalue} = \sum_{t=0}^{T} \frac{Cost}{(1+r)^t}$$

Nos cuidados de saúde, os custos são frequentemente imediatos, enquanto os benefícios tendem a ocorrer numa fase posterior (Kobelt, 1996). É o que se verifica, por exemplo, nos programas de vacinação e nos tratamentos anti-hipertensivos utilizados para a prevenção de doenças. Além disso, os custos e os benefícios podem ocorrer em momentos diferentes quando o tratamento se prolonga por um longo período, como é o caso dos tratamentos para doenças crónicas. Podem surgir dificuldades na comparação de custos que ocorrem durante um período de tempo prolongado, tendo sido introduzidos métodos de desconto de custos para as ultrapassar. É importante compreender que o desconto dos custos não é efectuado para ter em conta as alterações resultantes da inflação. Em vez disso, baseia-se no princípio de que as pessoas preferem obter benefícios mais cedo e pagar os custos mais tarde. O desconto baseia-se no pressuposto de que os custos incorridos no futuro imediato são mais importantes do que os custos incorridos num futuro distante. Isto deve-se ao facto de o acesso antecipado ao financiamento permitir o investimento a uma taxa de juro positiva, produzindo assim um montante mais elevado no futuro (existe um custo de oportunidade) ou porque as pessoas e a sociedade atribuem mais importância às oportunidades actuais do que às futuras (conhecido como "preferência temporal positiva").

Os principais argumentos contra o desconto dos benefícios são, em primeiro lugar, que a saúde não é um recurso transacionável que possa ser investido para produzir fluxos futuros de saúde, nem tem um valor monetário que se possa esperar que aumente com o rendimento ao longo do tempo e, em segundo lugar, não há provas que apoiem a opinião de que as pessoas consideram os estados de saúde futuros menos importantes do que os actuais.

Critérios de avaliação dos estudos publicados[56]

Conceção do estudo

(1) QUESTÃO DE ESTUDO

• A importância económica da questão de investigação deve ser descrita.

• A hipótese testada, ou a questão abordada, na avaliação económica deve ser claramente indicada.

• O(s) ponto(s) de vista(s) - por exemplo, o sistema de saúde, a sociedade - para a análise deve(m) ser claramente indicado(s) e justificado(s).

(2) SELECÇÃO DE ALTERNATIVAS

• Deve ser apresentada a justificação para a escolha dos programas ou intervenções alternativos para comparação.

• As intervenções alternativas devem ser descritas com pormenor suficiente para permitir ao leitor avaliar a sua relevância para o seu contexto - ou seja, quem fez o quê, a quem, onde e com que frequência.

(3) FORMA DE AVALIAÇÃO

• A(s) forma(s) de avaliação utilizada(s) - por exemplo, análise de minimização de custos, análise de custo-eficácia - deve(m) ser indicada(s).

• Deve ser dada uma justificação clara para a(s) forma(s) de avaliação escolhida(s) em relação à(s) questão(ões) abordada(s).

Recolha de dados

(4) DADOS DE EFICÁCIA

• Se a avaliação económica se basear num único estudo de eficácia - por exemplo, um ensaio clínico - devem ser fornecidas informações pormenorizadas sobre a conceção e os resultados desse estudo - por exemplo, a seleção da população do estudo, o método de atribuição dos sujeitos, se a análise foi efectuada por intenção de tratar ou por coorte avaliável, a dimensão do efeito com intervalos de confiança.

• Se a avaliação económica se basear numa síntese de vários estudos de eficácia, devem ser fornecidos pormenores sobre o método de síntese ou meta-análise das provas - por exemplo, estratégia de pesquisa, critérios de inclusão de estudos na síntese.

(5) MEDIÇÃO E AVALIAÇÃO DAS PRESTAÇÕES

• A(s) medida(s) de resultado primário para a avaliação económica deve(m) ser claramente indicada(s) - por exemplo, casos detectados, anos de vida, anos de vida ajustados pela qualidade (QALY), disponibilidade para pagar.

• Se os benefícios para a saúde tiverem sido avaliados, devem ser dados pormenores sobre os métodos utilizados - por exemplo, time trade off, standard gamble, avaliação contingente - e os sujeitos de quem foram obtidas as avaliações - por exemplo, doentes, membros do público em geral, profissionais de saúde.

• Se forem incluídas alterações na produtividade (benefícios indirectos), estas devem ser comunicadas separadamente e a sua relevância para a questão do estudo deve ser discutida.

(6) CUSTOS

* As quantidades de recursos devem ser comunicadas separadamente dos preços (custos unitários) desses recursos.

* Devem ser indicados os métodos de estimativa das quantidades e dos preços (custos unitários).

* A moeda e a data do preço devem ser registadas e os pormenores de qualquer ajustamento para ter em conta a inflação ou a conversão da moeda devem ser indicados.

(7) MODELAGEM

* Devem ser fornecidos pormenores sobre qualquer modelação utilizada no estudo económico - por exemplo, modelo de árvore de decisão, modelo epidemiológico, modelo de regressão.

* A escolha do modelo e dos parâmetros-chave deve ser justificada.

Análise e interpretação dos resultados

(8) AJUSTAMENTOS RELATIVOS À CALENDARIZAÇÃO DOS CUSTOS E BENEFÍCIOS

* Deve ser indicado o horizonte temporal em que os custos e benefícios são considerados.

* A(s) taxa(s) de desconto deve(m) ser indicada(s) e a escolha da(s) taxa(s) justificada(s).

* Se os custos ou benefícios não forem descontados, deve ser dada uma explicação.

(9) MARGEM PARA INCERTEZA

* Quando são comunicados dados estocásticos, devem ser fornecidos pormenores sobre os testes estatísticos efectuados e os intervalos de confiança em torno das variáveis principais.

* Quando se efectua uma análise de sensibilidade, devem ser dados pormenores sobre a abordagem utilizada - por exemplo, análise multivariada, univariada ou de limiar - e deve ser dada uma justificação para a escolha das variáveis para a análise de sensibilidade e para os intervalos em que são variadas.

(10) APRESENTAÇÃO DOS RESULTADOS

• Deve ser apresentada uma análise incremental - por exemplo, o custo incremental por ano de vida ganho - comparando as alternativas relevantes.

• Os principais resultados - por exemplo, o impacto na qualidade de vida - devem ser apresentados de forma desagregada e agregada.

• Quaisquer comparações com outras intervenções de cuidados de saúde - por exemplo, em termos de custo-efetividade relativo - só devem ser feitas quando for possível demonstrar uma grande semelhança nos métodos e contextos do estudo.

• Deve ser dada resposta à pergunta original do estudo; quaisquer conclusões devem resultar claramente dos dados comunicados e devem ser acompanhadas de qualificações ou reservas adequadas.

Estão disponíveis várias listas de controlo para a avaliação de estudos publicados.

Lista de controlo resumida dos editores e lista de controlo de avaliação parcial			
Item	Sim	Não	Não é claro

Lista de controlo resumida dos editores e lista de controlo de avaliação parcial			
Lista de controlo sucinta			
(1) A pergunta de investigação é formulada?	☐	☐	
(2) A(s) fonte(s) das estimativas de eficácia utilizadas são claramente indicadas?	☐	☐	
(3) A(s) medida(s) do resultado primário estão claramente indicadas?	☐	☐	
(4) São descritos os métodos de estimativa das quantidades e dos custos unitários?	☐	☐	
Lista de controlo da avaliação parcial			
(1) A questão é importante?	☐	☐	
(2) É indicada a importância económica da questão?	☐	☐	
(3) O tema é de interesse para o *BMJ?*	☐	☐	

Lista de controlo resumida dos editores e lista de controlo de avaliação parcial			
(4) Há pormenores económicos suficientes para permitir a análise pelos pares?	☐	☐	
(5) Se o conteúdo económico for sólido, queremos publicá-lo?	☐	☐	
(6) Existe uma probabilidade razoável de que o conteúdo económico seja sólido?	☐	☐	

Lista de controlo de Udvarhelyi

1. Declaração da agência [quem recebe as prestações ou quem paga]
2. Descrição dos benefícios da intervenção
3. Especificação completa dos custos
4. Utilização do desconto
5. Utilização da análise de sensibilidade
6. Cálculo da medida sumária de eficiência

Lista de controlo dos revisores (também a ser utilizada, implicitamente, pelos autores)			
Item	Sim	Não	Não é claro	Não adequado
Conceção do estudo (1) A pergunta de investigação é formulada	☐	☐	☐	

(2) A importância económica da questão de investigação é indicada	☐	☐	☐
(3) O(s) ponto(s) de vista(s) da análise é(são) claramente enunciado(s) e justificado(s)	☐		☐
(4) A justificação para a escolha dos programas ou intervenções alternativos comparados é indicada	☐	☐	☐
(5) As alternativas que estão a ser comparadas são claramente descritas	☐	☐	☐
(6) A forma de avaliação económica utilizada é indicada	☐	☐	☐
(7) A escolha da forma de avaliação económica é justificada em relação às questões abordadas	☐	☐	☐
Recolha de dados (8) A(s) fonte(s) das estimativas de eficácia utilizadas são indicadas	☐	☐	☐

(9) São fornecidos pormenores da conceção e dos resultados do estudo de eficácia (se baseado num único estudo)	☐	☐	☐	☐
(10) São fornecidos pormenores do método de síntese ou meta-análise das estimativas (se se basear numa panorâmica de vários estudos de eficácia)	☐	☐	☐	☐
(II) A(s) medida(s) de resultado primário para a avaliação económica é(são) claramente indicada(s)	☐	☐	☐	
(12) São indicados os métodos para avaliar os estados de saúde e outras prestações		☐	☐	☐
(1 3) São apresentados pormenores sobre os indivíduos dos quais foram obtidas avaliações	☐	☐	☐	☐
(14) As variações de produtividade (se incluídas) são comunicadas separadamente	☐	☐	☐	☐
(1 5) A relevância das alterações de produtividade para a questão de estudo é discutida	☐	☐	☐	☐

(6) As quantidades de recursos são apresentadas separadamente dos seus custos unitários	☐	☐	☐	☐
(17) Os métodos de estimativa das quantidades e dos custos unitários são descritos	☐	☐	☐	☐
(18) Os dados relativos à moeda e aos preços são registados	☐	☐	☐	☐
(19) São apresentados pormenores sobre a moeda dos ajustamentos de preços para ter em conta a inflação ou a conversão monetária	o	O	☐	
(20) Os pormenores de qualquer modelo utilizado são fornecidos	☐	☐	☐	☐
(21) A escolha do modelo utilizado e os parâmetros-chave em que se baseia são justificados	☐	☐	☐	☐
Análise e interpretação dos resultados (22) O horizonte temporal dos custos e benefícios é indicado	☐	☐	☐	

(23) A(s) taxa(s) de desconto é(são) indicada(s)	☐	☐	☐	☐
(24) A escolha da(s) taxa(s) é justificada	☐	☐	☐	☐
(25) É dada uma explicação se os custos ou benefícios não forem descontados	☐	☐	o	☐
(26) São apresentados pormenores de testes estatísticos e intervalos de confiança para dados estocásticos	☐	☐	☐	☐
(27) A abordagem da análise de sensibilidade é a seguinte	☐	☐	a	☐
(28) A escolha das variáveis para a análise de sensibilidade justifica-se	☐	☐	☐	☐
(29) São indicados os intervalos em que as variáveis são variadas	☐	☐	☐	☐

(30) As alternativas pertinentes são comparadas	☐	☐	☐	
(31) A análise incremental é comunicada	☐	☐	☐	☐
(32) Os principais resultados são apresentados de forma desagregada e agregada	☐	☐	☐	
(33) A resposta à questão de estudo é dada	☐	☐	☐	
(34) Os dados apresentados permitem tirar conclusões	☐	☐	☐	
(35) As conclusões são acompanhadas das advertências adequadas	☐	☐	☐	

Outra área de interesse em economia da saúde-
1. Política e regulamentação no domínio da saúde
2. A organização e o financiamento dos cuidados de saúde
3. Comparações internacionais dos sistemas de saúde
4. A oferta e a procura de cuidados de saúde
5. Desigualdades na saúde
6. A oferta e a procura de seguros de saúde.

Conclusão

A avaliação económica ainda é utilizada com menos frequência na medicina dentária do que na medicina. No entanto, esta situação está a começar a mudar. É provável que haja um aumento da procura de análises económicas das intervenções dentárias por parte do público e dos financiadores dos cuidados de saúde. Só melhorando a investigação em matéria de avaliação económica e melhorando os sistemas de planeamento e gestão é que o serviço de saúde poderá progredir. É cada vez mais óbvio que a procura de tratamento não pode ser satisfeita e que é necessário fazer escolhas. Dado que a literatura apresenta um maior número de artigos que envolvem a avaliação económica, é importante que todos os envolvidos na prestação e aquisição de cuidados de saúde tenham um conhecimento completo dos métodos atualmente utilizados. Além disso, é provável que um número crescente de clínicos se envolva neste campo de investigação e que lhes seja exigido o conhecimento das técnicas. Existem muitas áreas na medicina dentária que beneficiariam de estudos clínicos que incorporassem também alguma forma de avaliação económica. Os desenvolvimentos, incluindo os novos materiais de restauração, a utilização crescente de implantes, a medicina dentária estética e as comparações entre o tratamento ortodôntico de adultos e adolescentes são áreas que poderiam ser estudadas.

Referências

Goodacre S, McCabe C. An introduction to economic evaluation Emerg Med J 2002;19:198-201.

Rebelo L.P. As origens e a evolução da Economia da Saúde: uma disciplina à parte? Liderada por economistas, profissionais ou políticos? N° 16/2007 Working Papers Economics.

Cunningham S. J. Economic evaluation of healthcare - is it important to us? British Dental Journal, Volume 188, No. 5, 11 de março de 2000.

Purohit B.C. Health Care System in India: Towards Measuring Efficiency in Delivery of Services (Para medir a eficiência na prestação de serviços).

Bentley T., Effros R., Palar K., Keeler, E. Waste in the US health care system: A concetual framework, RAND Corporation, Milbank (2008) Quarterly, Vol, 86, no 4. pp 629-659.

Palmer S, Torgerson D J. Definitions of efficiency (Definições de eficiência). BMJ 1999;318:1136.

Shiell A, Donaldson C, Mitton C, Currie G. Health economic evaluation. J Epidemiol Community Health 2002;56:85-88.

Simoens S. Avaliação económica da saúde: Uma cartilha metodológica. Int. J. Environ. Res. Public Health 2009, 6, 2950-2966.

O Instituto dos Técnicos Oficiais de Contas da Índia. Módulo - 6B Notas. Conceitos básicos de custos. Contabilidade de custos elementares. Noida. O Departamento de Publicações em nome do Instituto de Revisores Oficiais de Contas da Índia.2009:p 106-108.

Agência Canadiana de Medicamentos e Tecnologias da Saúde (2006). Directrizes para a avaliação económica das tecnologias da saúde: Canadá, 3ª edição.

Kumar S, Williams AC, Sandy JR. Como é que avaliamos a economia dos cuidados de saúde? Jornal Europeu de Ortodontia. 28 (2006);513-519.

Palmer S, Raftery J. Opportunity cost (Custo de oportunidade). BMJ 1999;318:1551-2.

Conteh H, Walker M. Cálculos de custos e de custos unitários utilizando a contabilidade por etapas. Health Policy And Planning (2004); 19(2): 127-135.

Mickenautsch, Munshi, Grossman. Custo comparativo do tratamento ART e convencional numa clínica-escola de medicina dentária. J Minim Interv Dent 2009;2(2): 135-144.

Wijk P.The Cost of Dental Implants as Compared to that of Conventional Strategies.Int J Oral Maxillofac Implants 1998;13:546-553.

M Drummond. Farmacoeconomia: amiga ou inimiga? Ann Rheum Dis 2006;65(Suppl III):iii44-iii4.

Cunningham S. J.. Economic evaluation of healthcare - is it important to us? British Dental Journal, Volume 188, NO. 5, 11 DE MARÇO DE 2000.

http://www.nlm.nih.gov/nichsr/edu/healthecon/03_he_01.html acedido em 03/05/2013 às 12:09 pm

Haycox A. O que é a análise de minimização de custos? Hayward Medical Communications.2009.Liverpool.

Briggs A.H. , O'Brien B.J. (2001) The death of cost-minimization analysis? Health Economics 10(2):pp. 179-184).

Attard N J., Wei X, Laporte A, Zarb G A., Ungar W J.. Uma Análise de Minimização de Custos do Tratamento com Implantes em Pacientes Edêntulos Mandibulares. O Jornal Internacional de Dentisteria Volume 16, Número 3, 2003

Koch M., Tegelberg A° ., Eckerlund I. , S. Axelsson. Uma análise de custo-minimização do tratamento de canais radiculares antes e depois da formação em técnica rotativa de níquel-titânio em clínica geral. Revista Internacional de Endodontia

Petren S, Bjerklin K, Marke L.A., Bondemark L. Correção precoce da mordida cruzada posterior - uma análise de custo-minimização. Jornal Europeu de Ortodontia.

Jones J, Wilson A, Parker H, Wynn A, Jagger C, Spiers N, Parker G.Economic evaluation of hospital at home versus hospital care: cost minimisation analysis of data from randomised controlled trial. BMJ 1999;319:1547-50.

Robinson R.Análise custo-efetividade. BMJ 1993;307:793-5.

Hulme C. Using Cost Effectiveness Analysis; a Beginners Guide. Evidence Based Library and Information Practice 2006, 1:4.

Drummond MF, O'Brien BJ, Stoddart GL, Torrance GW: Methods for the Economic Evaluation of Health Care Programmes. 2.ª ed. Oxford: Oxford University Press. 1997.

Gould I M, Buckingham J K .Custo-eficácia da profilaxia na prática dentária para prevenir a endocardite infecciosa Br HeartJY 1993;70:79-83.

Hietasalo P, Seppa" L, Lahti S, Niinimaa A, Kallio J, Aronen P, Sintonen H, Hausen H.Custo-eficácia de um regime experimental de controlo de cáries num ensaio clínico aleatório de 3,4 anos entre crianças finlandesas de 11-12 anos. Eur J Oral Sci 2009; 117: 728733.

Oscarson N, Ka "llesta° l C, Fjelddahl A, Lindholm L. Cost-effectiveness of different caries preventive measures in a high-risk population of Swedish adolescents. Community Dent Oral Epidemiol 2003; 31: 169-78.

Kolker J L.. A relação custo-eficácia das grandes restaurações de amálgama e coroa durante um período de 10 anos Vol. 66, N.º 1, inverno de 2006.

PM Speight: A relação custo-eficácia do rastreio do cancro oral nos cuidados primários. Health Technology Assessment 2006; Vol. 10: No. 14.

Robinson R.Cost-benefit analysis.BMJ 1993;307:924-6.

McIntosh E, Donaldson C., Ryan M.Recent Advances in the Methods of Cost-Benefit Analysis in Healthcare. Pharmacoeconomics 1999 Apr; 15 (4): 357-367.

Griffin S, Jones K, Tomar S. An economic evaluation of community water fluoridation (Uma avaliação económica da fluoretação da água na comunidade). JPHD.vol.61,no.2,primavera de 2001.

Yee R, McDonald N, Walker D.A Cost-Benefit Analysis of an Advocacy Project to Fluoridate Toothpastes in Nepal (Análise custo-benefício de um projeto de sensibilização para a fluoretação de pastas de dentes no Nepal).

Ichihashi T, Takashi M, Koji S. Cost-Benefit Analysis of a Worksite Oral-Health Promotion Program .Industrial Health 2007, 45, 32-36.

Vernazza C R .O valor monetário da saúde bucal: disposição a pagar por tratamento e prevenção. Apresentado para obtenção do grau de Doutor em Filosofia Faculdade de Ciências Dentárias e Instituto de Saúde e Sociedade. dezembro de 2010.

Smith A. S. A, Cunningham S. J.. Que factores influenciam a vontade de pagar pelo tratamento ortognático? European Journal of Orthodontics 26 (2004) :499-506.

Kumar S,Williams A C ,Jonathan R . Como é que avaliamos a economia dos cuidados de saúde? European Journal of Orthodontics 28 (2006) :513-519.

Neumann PJ., Stone P W, Chapman RH, Sandberg E A., Chaim M. The Quality of Reporting in Published Cost-Utility Analyses,1976-1997Annals of Internal Medicine .Volume 132 .Number 12.964-972.

Sendi P., Palmer AJ., Marinello CP. Utilidades do Estado de Saúde em Odontologia. Ata Med Dent Helv, Vol. 2: 243-248, 1997.

Brinsmead R., Hill S.. Use of pharmacoeconomics in prescribing research.Part 4: is costutility analysis a useful tool? Journal of Clinical Pharmacy and Therapeutics (2003) 28, 339-346.

Fyffe HE, Kay E J: Assessment of dental health state utilities. Community Dent Oral Epidemiol 1992; 20: 269 73.

Cunningham S J., Hunt N P.A comparison of health state utilities for dentofacial deformity as derived from patients and members of the general public .European Journal of Orthodontics 22 (2000) 335-342.

Bhuridej P. Four-Year Cost-Utility Analyses of Sealed and Nonsealed First Permanent Molars in Iowa Medicaid-Enrollled Children (Análise de Custo-Utilidade de Quatro Anos dos Primeiros Molares Permanentes Selados e Não Selados em Crianças Inscritas no Medicaid de Iowa). JPHD Vol. 67, No. 4, outono de 2007,191-198.

Cohen ME, Arthur JS. Rodden JW: Preferência retrospetiva dos pacientes pela extração de terceiros molares assintomáticos. Community Dent Oral Epidemiol 1990: 18: 260-3.

Mileman PA, Hout WB. Preferências por estados de saúde oral: efeito na prescrição de radiografias periapicais. Radiologia Dentomaxilofacial (2003) 32, 401-407.

Spatz A.L., Zakrzewska J.M., Kay E.J..Decision analysis of medical and surgical treatments for trigeminal neuralgia: How patient evaluations of benefits and risks affect the utility of treatment decisions.Pain 131 (2007) 302-310.

Balevi B, Shepperd S.The management of an endodontically abscessed tooth: patient health state utility, decision-tree and economic analysis. BMC Oral Health 2007, 7:17.

Nassani MZ, Kay EJ. Perda de dentes - uma avaliação dos valores de utilidade do estado de saúde dentária. Community Dent Oral Epidemiol 2011; 39: 53-60. 2010 John Wiley & Sons A/ S.

Briggs A. Handling uncertainty in economic evaluation. BMJ 1999;319:120.

Walker D, Fox-Rushby J.Allowing For Uncertainty In Economic Evaluations: Qualitative Sensitivity Analysishealth Policy And Planning; 16(4): 435-443.

Limwattananon S. Handling Uncertainty of the Economic Evaluation Result: Análise de sensibilidade. J Med Assoc Thai 2008; 91 (Suppl 2): S59-65.

Shiell A, Donaldson C, Mitton C, Currie G. Health economic evaluation. J Epidemiol Community Health 2002;56:85-88.

Drummond M F, Jefferson T O.Guidelines for authors and peer reviewers of economic submissions to the BMJ. BMJ 1996;313:275-83.

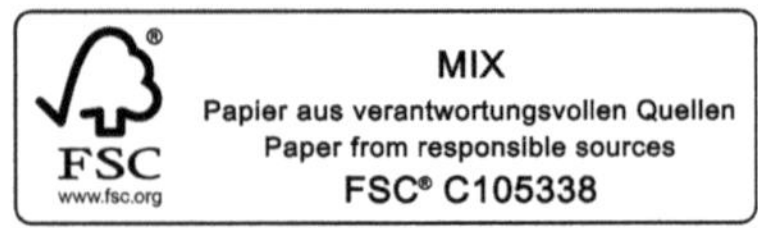

Printed by Books on Demand GmbH, Norderstedt / Germany